胎 盘 植 入

［阿根廷］何塞·米格尔·帕拉西奥斯-哈拉克马达　著

方超英　唐雅兵　游一平　主译

世界图书出版公司

上海·西安·北京·广州

图书在版编目(CIP)数据

胎盘植入/(阿根廷)何塞·米格尔·帕拉西奥斯－
哈拉克马达著；方超英,唐雅兵,游一平译. — 上海：
上海世界图书出版公司,2018.1
　　ISBN 978-7-5192-4042-4

　　Ⅰ.①胎… Ⅱ.①何… ②方… ③唐… ④游… Ⅲ.
①胎盘滞留 Ⅳ.①R714.46

中国版本图书馆 CIP 数据核字(2017)第 302753 号

书　　名	胎盘植入	
	Taipan Zhiru	
著　　者	[阿根廷] 何塞·米格尔·帕拉西奥斯-哈拉克马达	
主　　译	方超英　唐雅兵　游一平	
责任编辑	马　坤	
装帧设计	南京展望文化发展有限公司	
出版发行	上海世界图书出版公司	
地　　址	上海市广中路 88 号 9-10 楼	
邮　　编	200083	
网　　址	http://www.wpcsh.com	
经　　销	新华书店	
印　　刷	杭州恒力通印务有限公司	
开　　本	787 mm× 1092 mm　1/16	
印　　张	11.25	
字　　数	180 千字	
印　　数	1-2200	
版　　次	2018 年 1 月第 1 版　　2018 年 1 月第 1 次印刷	
版权登记	图字 09-2017-412 号	
书　　号	ISBN 978-7-5192-4042-4/ R·439	
定　　价	180.00 元	

译者名单

主　译

方超英　唐雅兵　游一平

译　者（按姓氏拼音排序）

蒋玉蓉　李　慧　刘　巧　刘　双　彭金萍
钱　奏　苏慧琳　唐溪瞳　杨　景　朱　霞

推荐序

　　20世纪90年代，何塞·米格尔·帕拉西奥斯-哈拉克马达作为急诊外科医生，曾遇到一名因胎盘植入手术后再次出血抢救无效死亡的病例，该孕妇本人也是医生，此事对他触动极大，促使他开始了产后出血的相关研究。他从盆腔解剖着手，近20年来在胎盘异常附着的磁共振研究、手术方法创新等方面做了大量的工作，取得了令人瞩目的成就。

　　《胎盘植入》这本书从流行病学、病因学、诊断、外科解剖学、手术技巧及方法，以及麻醉、手术方式的选择几个方面对胎盘植入做了完整的阐述，是一本完整的胎盘植入专著。何塞·米格尔·帕拉西奥斯-哈拉克马达将他长达20年的研究成果及理解融入此书中，提出生殖系统有两套独立的血管区域，如果在盆腔的矢状面划一条假想线，可分为S1子宫体区域和下面的S2区域。S1区域血供由子宫动脉供给，也有少部分由卵巢动脉供给，所以阻断、结扎或压迫这些血管分支，均能有效控制这个区域的出血；S2区域血供由5支腹膜后血管分支供给，即阴道上、中、下动脉，膀胱动脉和阴部内动脉供给，因而阻断子宫动脉及其分支不能有效进行S2区域的止血。子宫这两个区域的止血仅取决于各自供血动脉的处理，这是一个非常有意思的现象。他的另一项长达22年的关于胎盘异常附着和个性化治疗的研究表明，在胎盘异常如不同程度胎盘植入时，往往伴随着新生血管（NFV）的形成，这些血管吻合支使得胎盘、子宫、膀胱及其相邻组织的血供相互联系。由于NVF的中膜层薄弱，其血管脆性也大大增加，初看这些血管的分布杂乱无章，但仔细研究后可将其分为以下三种类型：① 膀胱子宫吻合系统（VUS）；② 胎盘膀胱吻合系统（PVS）；③ 阴道子宫吻合系统（CUS）。

　　书中除了珍贵的解剖学图谱外，还提供了许多手术视频供学习。作者根据盆底解剖的独到认识创新了胎盘植入手术，"一步保守手术法""二步保守手术法"将保留女性生殖功能变成可能。

　　主译方超英及其团队近年来致力于产科止血技术研究及推广，此书的出版得益于这群具有使命感的医生们。希望该书的出版为胎盘植入手术的发展起到推动作用。

杨慧霞

2017年6月

译者序

近年来，随着我国"全面二孩"政策的开放，瘢痕子宫妊娠的母亲明显增多，瘢痕子宫妊娠的最大风险就是凶险性前置胎盘，特别是凶险性前置胎盘合并胎盘植入，因出血量大、出血凶猛，极易导致孕产妇死亡，应引起妇产科医生的高度重视。目前，产科出血仍是威胁孕产妇生命的第一杀手，产科出血孕产妇死亡率高、子宫切除率高，大量出血导致的器官功能损伤发生率也非常高。这些年，我与我的妇产科团队成员一直致力于产科出血止血方法研究及技术推广，在湖南省已经形成了一套完整的产科止血技术规范。而我国幅员辽阔，产科医生的再教育培训随地区不同参差不齐，特别是在胎盘植入手术方法上还缺少专业规范及完整的理论书籍。初次接触到何塞·米格尔·帕拉西奥斯-哈拉克马达的《胎盘植入》一书，即被他独到的胎盘植入分型、盆腔血管解剖所吸引，一口气读完这本书后，发现我们在胎盘植入处理中的一些临床困惑可以在此找到答案。我决定与团队成员一起完成本书的翻译，将它介绍给中国同仁。

本书是目前唯一一本胎盘植入专著，作者作为对胎盘植入一病研究最早、成果最多的学者，他在产科盆腔解剖学上的成就是独一无二的，他关于子宫两套血液供应系统（S1、S2）的理论研究，为胎盘植入手术方案制订奠定了理论基础。而胎盘植入的超声及胎盘磁共振（pMRI）等影像学手术前评估，手术方式的选择以及根据其解剖学研究成果首创的一步保守手术法、二步保守手术法，还有关于近端血管阻断的研究等都独具特色。而此书的另一突出特点是，书中展示了大量珍贵的临床及解剖学图片和视频资料。希望此书能带给大家新的启迪和开悟。

游一铁

湖南省妇幼保健院

2017 年 3 月 3 日

前　言

1989年，我还是阿根廷一所医院的急诊外科医生。有一次，一位产科同事告诉我：一名产妇死于胎盘植入子宫切除后的大出血，而产妇本人也是名内科医生。听到这个消息我很震惊，因为这家医院完全具备了现代化的产科和医疗设备。为什么没能给患者成功止血呢？产科医生回答说，当时那个情况下"出血完全无法控制"。于是，我下决心去寻找控制产科出血的方法，希望降低其发病率和死亡率。

首先，我将自己的博士论文方向确定为研究盆腔的侧支循环，我对无数尸体标本进行了血管造影实例研究。对盆腔侧支血管网分布的了解，为我的下一步工作打下了坚实基础。

接着，我对胎盘植入做了大量回顾性分析发现，人们还无法通过超声图像来进行此病的产前诊断。很多在手术中需要行子宫切除术的病例，事先超声没有任何提示。于是，我决定开始一项完整的研究：通过磁共振成像研究胎盘植入的成像。刚涉及这项全新的成像体系时，诸多方面的技术难题接踵而至，最终促使我的研究进行下去，完全得益于阿根廷及国际同仁的帮助。我们的研究小组试图分析找到胎盘植入在磁共振成像和超声成像之间的差异。不久之后，我们的关注点放在了胎盘植入子宫壁的局部形态和解剖特征上，并利用这些特征指导手术方案的制订。这项研究的第一部分出版于2005年，探讨了实际所见与胎盘磁共振成像的关系，也是我们最重要的研究之一。

在接下来的解剖学研究中，我们利用研究所得发明了一套新的手术方法：通过一站式保守手术解决胎盘植入及其并发症的问题。尽管手术操作复杂，但它恢复了子宫和膀胱解剖，减少了失血，极大地改善了这类患者的妊娠结局。

在研究过程中，我注意到止血或栓塞治疗后，仍有许多子宫存在血流循环，而在解剖学和科学文献中对此并无详细解释。为此，我经过10年的研究，发现了子宫循环中新的吻合网。本书解释了子宫动脉栓塞后，子宫如何维持它的生命力，甚至当子宫动脉和上级卵巢动脉的吻合支同时被栓塞时亦是如此。

要解释清楚胎盘植入的最新手术方法并不容易。临床医生、ICU医生、血液科医生、泌尿外科医生、内科医生均在各自领域对胎盘植入有一定的理解，但只有参与了共同研究和经历诊治流程，才能更全面地理解胎盘植入的精髓。我得到了来自家人、朋友、同事和助教们的大力支持，才得以完善这项看似遥不可及的治疗方案。我生活的国家——阿根廷分娩量大、剖宫产率高，这些为我的研究提供了理想的环境。在22年的研究历程中，我做过大量手术，每一例都让我受益匪浅。然而，尽管我对最前沿的治疗手段了如指掌，但我从不敢掉以轻心。

剖宫产率的上升总是伴随着胎盘异常发生率及其潜在不良结局的增高，由此，阿根廷和比利时两国大学医院（布宜诺斯艾利斯的医学教育和临床研究中心医院与列日大学医疗中心）发起了联合研究项目，用以研究胎盘植入的基础演变。该项目的初步研究成果显示，无论患者经历多少次剖宫产手术，异常胎盘形成的原发病因也是可以改变的。如果这项研究得到进一步证实，胎盘植入的治疗方案将变得简单、经济，可在世界范围内推广。

由于缺乏胎盘植入的典型图片资料，我决心在本书中提供大量该领域图片和视频资料。大多数图片来自我治疗的患者，还有部分由世界各地的专家和朋友提供。

除了我个人的努力外，还要感谢世界各地的同仁一直以来对我的支持，促使我不断积累知识；也要感谢我的临床产科同事们的帮助，因为他们，我才有机会在全球医疗领域内分享这些知识。

何塞·米格尔·帕拉西奥斯-哈拉克马达

2012年6月于布宜诺斯艾利斯

致　谢

我要特别感谢我的医生朋友们，是他们向我提供了个人图像和视频资料供列入本书。

Dr. Angel Fiorillo. Department of Obstetrics and Gynecology, CEMIC University Hospital, Buenos Aires, Argrntina.

Dr. Chou Min Min. Department of Obstetrics and Gynecology, Taichung Veterans General Hospital, Taichung, China.

Dr. Claudio Hemán Bruno. South Scientific Foundation, Lomas de Zamora, Provincia de Buenos Aiers, Argentina.

Dr. Estena Gómez. Image Diagnostic Department, Otamendi Hospital, City of Buenos Aires, Argentina.

Dr. Frauke Glöckner. Charite Universitätsmedizin Berlin, Zentrum für Anatomie, Berlin, Germany.

Dr. Frederic Chantraine. Department of Obstetrics and Gynecology, CHR, Citadelle, Liège, Belgium.

Dr. Jin-Chung Shih. Department of Obstetrics and Gynecology, Taiwan University Hospital and Taiwan University College of Medicine, Taipei, China.

Dr. Jorge Hamer. CEGYR Center of Studies in Gynecology and Reproduction, City of Buenos Aires, Argentina.

Dr. Katty Delbecque. CHU. Sart-Tilman, Department of Pathology, Liege, Belgium.

Dr. Loic Sentilhes. Department of Obstetrics and Gynecology, Angers University Hospital, Angers, France.

Dr. Parul Kotdawala. Kotdawala Women's Clinic, Ahmedabad, Gujarat,

India.

　　Dr. Ricardo Allan. School of Medicine, University of Buenos Aires, Argentina.

　　Dr. Ricardo García-Mónaco. Italian Hospital, Digital Angiography and Image Diagnosis Unit, Buenos Aires, Argentina.

目　录

1　概述
1.1　引言　/ 001
1.2　流行病学　/ 003
1.3　高危因素　/ 004
1.4　相关术语　/ 006
1.5　胎盘植入的分类　/ 007
1.6　病因学　/ 014
1.7　本质问题　/ 015

2　诊断
2.1　术前阶段　/ 017
2.2　临床怀疑　/ 017
2.3　辅助诊断　/ 018
2.3.1　超声、多普勒、三维多普勒　/ 020
2.3.2　胎盘磁共振成像（pMRI）　/ 029
2.3.3　胎盘磁共振成像（pMRI）图集　/ 031
2.3.4　血清学诊断　/ 039

3 外科解剖学

3.1 解剖及外科问题 / 042

3.2 子宫血管分布 / 045

3.3 诱导新生血管形成 / 050

3.4 膀胱解剖 / 052

3.5 输尿管解剖 / 057

3.6 盆腔内间隙解剖 / 061

3.7 近端血管阻断技术 / 065

    3.7.1 主动脉 / 065

    3.7.2 髂总动脉 / 067

    3.7.3 髂内动脉 / 070

    3.7.4 子宫动脉 / 074

4 手术技巧及方法

4.1 不同情景下的治疗方法 / 077

4.2 择期手术 / 083

4.3 急诊情况 / 084

4.4 其他技术 / 085

4.5 培训 / 086

5 临床问题

5.1 止血问题 / 088

5.2 血流动力学管理 / 090

5.3 麻醉 / 091

6 手术方式的选择

6.1 手术步骤 / 092

6.2 根治性手术(子宫切除术) / 098

6.3 保守治疗的步骤 / 103

 6.3.1 原位保留胎盘 / 103

 6.3.2 一步保守手术法 / 110

 6.3.3 二步保守手术法 / 119

 6.3.4 切口妊娠 / 120

6.4 手术止血 / 122

 6.4.1 动脉结扎及压迫止血 / 123

 6.4.2 栓塞 / 125

6.5 手术后管理 / 132

 6.5.1 预防血栓形成 / 133

 6.5.2 镇痛 / 133

7 结果

7.1 概述 / 135

7.2 妊娠结局 / 137

8 总结

8.1 快速指南 / 139

 8.1.1 临床危险因素 / 139

 8.1.2 超声 / 139

 8.1.3 胎盘磁共振成像(pMRI) / 141

 8.1.4 多普勒 / 141

 8.1.5 手术 / 141

 8.1.6 介入放射治疗 / 142

 8.1.7 血流动力学和凝血状态 / 143

 8.1.8 生殖结局 / 143

8.2 结论 / 144

参考文献 / 145

致译者的一封信（代后记） / 161

1 概述

1.1 引言

胎盘植入是可以诱发产科严重并发症的一类疾病,其最主要的并发症是大出血。这类出血通常非常严重、迅猛并且止血困难。这与胎盘植入本身的特点有关,如新生血管形成、解剖结构变形,以及高速的血流等,可在瞬间将剖宫产变成一场噩梦。在胎盘形成的过程中,由于子宫内膜受损缺失导致胎盘绒毛侵入子宫肌层,甚至穿透浆膜层侵入周围组织器官。处理这类疾病需要专业的手术技巧和策略。为取得良好的治疗效果,目前正在探索的一些方法试图对这类疾病提供早期和晚期的处理,这些都需要医生有丰富的外科手术和临床管理能力,因为胎盘植入的并发症多且死亡率高。

如果不了解这类疾病,快速子宫切除看似很容易解决问题,但其实不然。因为其局部解剖特点、血流动力学及止血等问题的存在,导致这类手术相当复杂,往往切除子宫后患者仍十分危险。因此,对胎盘植入实行多学科联合处理才是最好的解决办法。

在20世纪初期,有关胎盘植入的病例报道仅有几例,见于有多次刮宫史和流产后持续宫腔感染的患者。当时,只有分娩时才能诊断出胎盘植入,且患者往往在几分钟内死亡。而不知从什么时候开始,胎盘植入变得越来越多见。

19世纪末期,德国妇科医生费迪南·阿道夫·克雷尔(Ferdinand Adolf Kehrer)成功开展了子宫下段切口剖宫产手术(Kehrer, 1882)。同时,桑格(Sanger)开展的保守剖宫产手术非常流行,因为他成功地避免了剖宫产术后子宫被切除(Sanger, 1882),克雷尔剖宫产术逐渐被淡忘。1882年,克雷尔和桑格引进银丝线缝合子宫切口,这也意味着剖宫产子宫切除的巨大进步(Porro,

1876）。在随后的几年，一些妇科医生引进了改良的腹膜外剖宫产技术，但1912年德国妇科医生伯哈德·克勒尼希（Berhard Krönig, 1863~1918）提出其观点：好的手术效果取决于子宫切口的选择而不是腹膜外路径。

1921年，格拉斯哥大学的约翰·芒罗·克尔（John Munro Kerr）又重提克雷尔的手术，终在1926年，子宫下段横切口剖宫产被妇产科协会采纳（Munro Kerr, 1926）。这一改变将显著降低传统剖宫产手术的并发症及死亡率变为可能。自从引进这种术式，剖宫产相关的严重并发症如子宫破裂、大出血和感染均明显下降。然而，芒罗·克尔描述了剖宫产后的子宫组织学特点可能是多次剖宫产产生的不良反应。重复剖宫产术后子宫瘢痕组织中胶原含量高，使子宫壁的弹性组织转变为无弹性的瘢痕组织，从而导致子宫容易破裂。

1960年，美国加利福尼亚州剖宫产率为3%~5%（Petitt et al., 1979），自1965年来逐年上升。到1966年，只有大约300例通过剖宫产终止妊娠的胎盘植入病例被报道（Sumawong et al., 1966）。如今，全世界剖宫产率均有所上升，为25%~70%，一些国家甚至更高。剖宫产率呈指数上升有多种原因，包括前次剖宫产、为减少产钳助产、臀先露、担心医疗诉讼、胎儿窘迫和孕妇及家属要求剖宫产等。伴随1965年以来剖宫产率的上升而来的是其并发症如胎盘植入的增多（Silver et al., 2006）。

1960年以前，胎盘植入的发生率大约为1/30 000；而今，其发生率为1/500 ~ 1/2 500（Timmermans et al., 2007）。这些数据表明，剖宫产与胎盘植入有明显的相关性。

自从首次经腹超声诊断胎盘植入至今已有30余年。目前，经阴道超声、多普勒超声、能量多普勒超声、胎盘磁共振成像（pMRI）及三维超声均可用于妇产科的辅助诊断，它们有助于提高诊断水平，此外，更有利于子宫及胎盘图像的观察。

胎盘植入诊断技术的提高有助于术前准备。意识到胎盘植入是避免并发症的第一步，然而，外科手术技巧并没有随着产前诊断技术的提高而有实质性进展。

介入放射学在产科的应用为解决胎盘植入手术中的大出血提供了一种很

好的治疗手段,然而,在使用了该技术后仍会出现很多严重并发症,故了解子宫的血供至关重要。尽管似乎每天都有新的技术出现,然而预防产后出血在细节上有其特殊性。其中一个问题是,怎样阻断异常胎盘血供而又不引起其他器官不必要的损伤。在胎盘植入的过程中,新生血管广泛交通支的形成大大增加了止血难度。侧支循环将子宫与膀胱、卵巢及阴道血供互相连接,手术中阻断侧支循环避免大出血而又不引起不必要的二次组织损伤,需要介入专家精湛的手术技巧。在胎盘植入病例中,子宫止血不仅仅是子宫动脉栓塞,新技术及解剖知识的应用尤为重要。

妇科与产科应该进行团队合作,相互分享经验并指导实践,以便更进一步提高胎盘植入的诊疗水平。如今,妇科与产科的专家们都积累了许多关于胎盘植入的经验,颇有价值。下一步,他们可能会打破各自的局限,对胎盘植入剖宫产进行系统性研究,并传授更多有关胎盘植入的全球性经验。

1.2　流行病学

胎盘植入的发生率从1980年的0.8/1 000上升到20世纪的3/1 000(Flood et al., 2009；Silver et al., 2006)。胎盘植入的发病率也取决于它的诊断标准。过去,胎盘植入唯一的诊断标准是组织学,然而,胎盘植入的临床表现与显微镜检查的病理报告有一定区别。因此,一些学者拓宽了胎盘植入的诊断标准。主要有:临床诊断；组织病理学诊断；积极处理第三产程,20 min后胎盘仍不能自行剥离,需要人工艰难地取出碎块状胎盘；剖宫产术中胎盘娩出后子宫收缩好,胎盘剥离面出现持续严重地渗血(Wu et al., 2005)。吴和他的团队报道,根据上述诊断,截至2002年底的20年里,胎盘植入的发生率为1/533。

部分国家剖宫产率持续上升并达到警戒线水平,而一些剖宫产率较低的国家也在发生变化。例如在美国,近年来首次剖宫产与再次剖宫产比率持续上升,这样,到2020年该国剖宫产率将达到56.2%,前置胎盘将增加6 236例,胎盘植入增加4 504例,每年有近130例新增孕产妇死亡,这些并发症的增加滞后于剖宫产约6年(Solheim et al., 2011)。

1.3 高危因素

胎盘植入的主要高危因素是前置胎盘覆着于子宫瘢痕部位（Clark et al., 1985; Miller et al., 1997; Usta et al., 2005），子宫肌层的损伤及子宫瘢痕形成最常见的原因是重复剖宫产（Rosen, 2008）。

重复剖宫产瘢痕修复是子宫损伤的主要原因，剖宫产与前置胎盘有明显的相关性，而前置胎盘是胎盘植入的高危因素，随着剖宫产分娩次数的增加，胎盘植入发病率相应增加（Miller et al., 1997; Silver et al., 2006; Wu et al., 2005）。换而言之，瘢痕子宫合并前置胎盘，胎盘植入的风险增加。

子宫内膜及肌层损伤的其他高危因素是前置胎盘着床于前次清宫部位，尤其是子宫损伤的部位，或反复多次清宫，这与胎盘植入有密切的相关性。剖宫产的次数与胎盘植入亦呈明显的相关性。显而易见，子宫损伤越大，胎盘植入的可能性越大。伴随剖宫产率的升高，胎盘植入呈相应的指数上升，这点已是全球共识。

其他类型的子宫损伤，如子宫手术、子宫内膜炎、子宫内膜消融或放疗等也与胎盘植入有不同程度的相关性。剖宫产后清宫可加重子宫瘢痕处的损伤，再次妊娠胎盘植入的风险亦增加。尽管这不是众所周知的高危因素，但却是胎盘植入的常见原因。分娩后，子宫复旧，胶原蛋白溶解，若此时清宫可引起剖宫产瘢痕部位损伤，愈合不良，使得正常的修复过程发生改变。

近来有文献报道，胚胎移植（IVF）术后胎盘植入发生率明显升高，故IVF术后妊娠应该也是胎盘植入的高危因素之一（Esh-Broder et al., 2011）。这一观点尚未得到充分证明，还需要更多的研究去证明并阐述其发病机制。

在一些国家人工流产是非法的，一般来说，非法人工流产的安全性主要取决于其操作成本，清宫的安全性包括获得无菌器械、超声、麻醉的监控以及安全操作流程所需的其他资源。然而，大部分清宫的操作者经验不足，手术防范意识不强，结果导致感染、持续性阴道流血及子宫内膜粘连等接踵而至。由于人工流产是非法的，或者在丈夫面前羞于提及，往往导致患者隐瞒病史。因此，如果超声提示有胎盘植入，而病史缺乏相应的高危因素，临床医生需警醒上述情况,仔细询问患者的病史,找到相关病因。

　　子宫主要由大量的肌纤维及胶原蛋白构成,不同部位其构成比不同。子宫体部肌纤维/胶原蛋白的比例相对较高,子宫下段及宫颈则相反。这一比例的分布与子宫的功能呈明显相关性,为了促进分娩加速产程进展,子宫体需要大量的肌纤维。宫颈在胎儿发育的过程中起到括约肌的作用直到分娩。而在孕期,胶原蛋白激活酶重塑肌壁胶原蛋白,分解胶原蛋白从而使得宫颈扩张。

　　剖宫产术后,子宫下段切口愈合,产生没有弹性的胶原蛋白。再次妊娠时,牵拉及反牵拉作用于子宫瘢痕部位,使得瘢痕部位变形扭曲,胶原蛋白激活酶的激活使得更多的胶原蛋白分解,从而使得瘢痕子宫的瘢痕部位变得较薄。反复剖宫产明显减少了子宫肌纤维的数目,取而代之的是胶原组织(图1-1至图1-3)。

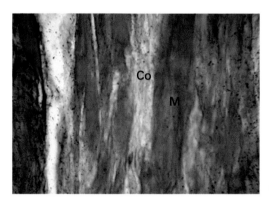

图1-1　剖宫产术后正常子宫肌层的组织学图谱。M:肌纤维;Co:胶原蛋白。

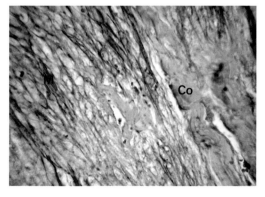

图1-2　第二次剖宫产术后子宫肌层的组织学图谱。肌纤维组织减少和胶原蛋白含量增加。M:肌纤维;Co:胶原蛋白。

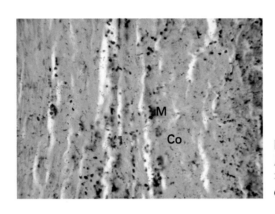

图1-3 第三次剖宫产术后子宫下段肌层的组织学图谱。肌纤维组织几乎不存在;镜下为丰富的胶原蛋白。M:肌纤维;Co:胶原蛋白。

在哺乳类动物中,子宫胶原蛋白的暴露影响子宫内膜蜕膜化。在人类,子宫下段Ⅲ型胶原蛋白及Ⅰ型胶原蛋白比例较高,子宫纵隔(如存在子宫纵隔)及宫角胎盘植入的发生率仅次于子宫下段(表1-1)。

表 1-1 胎盘粘连性疾病(胎盘粘连、胎盘植入和穿透性胎盘植入)的高危因素

最 常 见	常 见	罕 见	不 明 确
瘢痕子宫、前置胎盘及反复多次剖宫产	前壁胎盘	子宫内膜消融术	吸烟
多次刮宫及清宫	胎盘附着在子宫瘢痕部位	放疗	年龄大于35岁
前置胎盘、瘢痕子宫及清宫	流产后子宫内膜感染	前置胎盘与辅助生殖技术	

1.4 相关术语

胎盘异常附着通常称为胎盘植入,而胎盘植入泛指胎盘异常附着(Belfort, 2010),严格的组织学观点认为,胎盘异常附着是指全部或部分胎盘不正常地附着于子宫肌层。根据植入的深度分为三类:① 胎盘粘连,定义为绒毛附着于子宫肌层而不是局限于底蜕膜;② 胎盘植入,是指绒毛侵入子宫肌层;③ 穿透性胎盘植入,绒毛穿透子宫肌层到达甚至穿透子宫浆膜层。

胎盘粘连、胎盘植入和穿透性胎盘植入在组织学上有明显的差异性。然而,从临床的角度来看,三类不同程度的肌层浸润可以共存于同一部位,引起诊断及治疗混淆。因此,"胎盘植入"成为所有三种胎盘异常附着的通用名称,而忽略其组织学上的分类。

不同于其他依赖病理学诊断的疾病,组织学并不能成为胎盘植入诊断的金标准。由于胎盘植入的子宫区域非常大,随机取材并不能获得一个准确的诊断。因此,大面积的胎盘植入依靠临床诊断可能比较明确,而在病理学上并无优势。

穿透性胎盘植入组织学的定义很明确,胎盘穿透肌层到达浆膜层,目前认为有两个完全不同的机制:其一,肌层破裂、缺损,随后胎盘入侵;其二,血管侵入。这两种情况都满足穿透性胎盘植入的组织学诊断标准,但在临床手术治疗上却完全不同。

病理切片技术已用于检测胎盘组织中的子宫肌纤维。2001年一项研究表明,广泛和选择性进行胎盘基底板取样,比以前的技术可以发现更多的子宫肌纤维(Khong et al., 2001)。临床回顾性研究表明,这些肌纤维的存在可以明确诊断,但并不是胎盘植入临床诊断的必要条件。胎盘植入通常与之前的子宫手术史及产次有关,尽管这种情况比较常见,一般不会引起临床上的怀疑。对于不需要切除子宫的病例,胎盘病检对于诊断胎盘植入很有意义,尤其当胎盘基底板可以很好地取样时(Jacques et al., 1996)。自行娩出的无临床症状的胎盘植入病例中,在胎盘基底板中可发现子宫肌纤维且没有侵入蜕膜组织(隐匿性胎盘植入),这种情况也并不少见(Stanek et al., 2007)。

组织学命名与临床症状的明显矛盾提示我们,有必要对胎盘植入进行手术分类,这样有助于将胎盘植入的区域与出血风险以及其他并发症相联系。

1.5 胎盘植入的分类

以下的胎盘植入分类虽然在此之前没有相关文献报道,但它是对近22年来超过450例胎盘植入病例进行调查研究的结果(Palacios-Jaraquemada, 2011)。

如前所述,传统的胎盘异常附着分为三类:胎盘粘连、胎盘植入和穿透性胎盘植入。有些学者试图在这些病例中找到影像学表现与组织学分类之间的某种联系,然而,这种分类仅仅是回顾性的、组织病理学的分类,有些病例甚至可能与所推荐的胎盘植入管理指南相悖。某些穿透性胎盘植入病例可能只需非常简单的手术即可,而有些局部胎盘粘连病例却出现大出血,需要更多的手术。因此,尽管传统的分类沿用多年,但胎盘植入的组织学分类与其生物学行为和对应的外科手术操作并没有密切的联系。相反,区域解剖学分类与出血及手术复杂性明显相关,可用来识别某个特定胎盘植入病例的血管及其他组织结构,并应用于其处理。

从外科学及形态学看,前壁胎盘植入分为三型。Ⅰ型,子宫前壁明显变薄,胎盘到达浆膜表面,但无胎盘与膀胱间或膀胱与子宫间新生血管形成,膀胱后壁与子宫壁之间解剖间隙清晰(图1-4)。Ⅱ型,子宫前壁与膀胱后壁明显变薄,由纤维瘢痕组织连接,胎盘与膀胱间或膀胱与子宫间新生血管形成(图1-5)。Ⅲ型,子宫前壁更薄,膀胱壁不同程度增厚,膀胱与子宫由纤维组织连接,明显的胎盘-膀胱-子宫的新生血管形成(图1-6)。

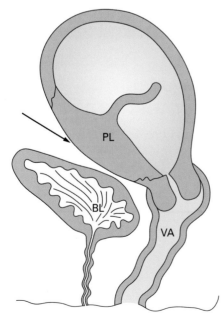

图1-4　Ⅰ型胎盘植入:矢状平面。子宫前壁明显变薄,胎盘到达浆膜表面;无胎盘与膀胱间或膀胱与子宫间新生血管形成;膀胱后壁及子宫前壁解剖间隙清晰。PL:胎盘;VA:阴道;BL:膀胱。

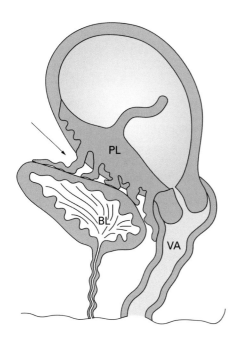

图1-5 Ⅱ型胎盘植入：矢状平面。子宫前壁和膀胱后壁明显变薄，纤维瘢痕连接膀胱和植入部位的子宫肌层。胎盘与膀胱间或膀胱与子宫间新生血管形成。PL：胎盘；VA：阴道；BL：膀胱。

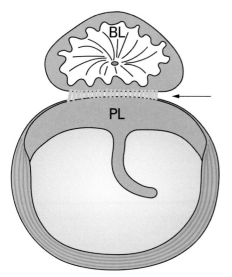

图1-6 Ⅲ型胎盘植入：轴向平面。子宫前壁更薄，膀胱壁不同程度的增厚，伴有或无胎盘-膀胱-子宫或膀胱与子宫间新生血管。膀胱与子宫由纤维组织连接。PL：胎盘；BL：膀胱。

可以根据这种手术分类制订合理的手术方案。Ⅰ型前壁胎盘植入通常被认为是假阳性。这种类型的胎盘植入,B超和胎盘磁共振成像(pMRI)显示子宫肌层不连续,伴胎盘侵入;因此,从组织学的角度来看,这种类型应该是穿透性胎盘植入(图1-7)。然而,这种类型的胎盘植入,一旦胎儿娩出,胎盘一般均能比较顺利地娩出,不会引起大出血,不会有肉眼可见的黏附导致胎盘滞留。在缩宫素的作用下,先前的剖宫产瘢痕以一种薄囊形式,折叠并隐藏在膀胱后方(图1-8)。但分离膀胱后间隙后,仔细检查可发现一个圆形的肌层缺损区域。Ⅰ型胎盘植入,pMRI较超声具有更好的鉴别诊断价值,因为多平面成像更容易发现胎盘植入区域的新生血管。获取的切面图像能提供更好的软组织对比度,尤其是在膀胱后间隙更具优势。

Ⅱ型胎盘植入手术,打开膀胱子宫返折,手术可以更安全,这个解剖平面虽狭窄但易于操作。在分离粘连过程中,一些小的持续性的出血灶很难止血,但继续分离可能会意外发现膀胱黏膜或导尿管(图1-9)。因为手术分离是在连接膀胱后壁和子宫瘢痕部位之间的一个整体结构的薄纤维面上进行的,膀胱破裂常常难以察觉。如果在分离过程中,侵入前壁的胎盘组织受损,会发生一种严重的胎盘内高压出血,胎儿未娩出时可加重出血。努力止血或缝合子宫肌层通常更加重了出血,为避免大出血应立即切除子宫(娩出胎儿后)。胎儿分娩后,将子宫娩出腹腔进行人工压迫止血,这种人工压迫可短时间内起到止血的目的,但直到结扎近端血管才能达到持久稳定的止血效果。

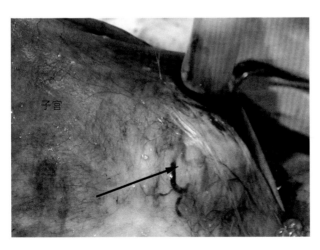

图1-7 胎盘到达子宫浆膜层但无血管侵入(黑色箭头)。从组织学的角度来看,这是一个穿透性胎盘植入,而非其临床行为。

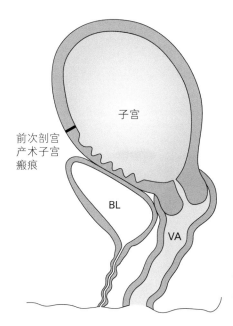

前次剖宫
产术子宫
瘢痕

子宫

BL

VA

图1-8 前次剖宫产子宫瘢痕位于膀胱后面。使用缩宫素后,多余的薄囊折叠。由于没有明显出血,这一类型的胎盘植入通常被认为是假阳性。BL:膀胱;VA:阴道。

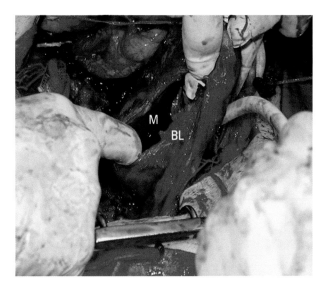

M

BL

图1-9 在膀胱与子宫浆膜层有致密纤维组织连接的胎盘植入,膀胱破裂不可避免。因为随着孕期子宫增大,膀胱后壁变薄,修复膀胱壁过程中常常可见变薄的膀胱后壁。牵拉出纤维粘连区域,打开膀胱壁肌层。M:膀胱肌层;BL:膀胱。

Ⅲ型胎盘植入，双侧结扎新生血管并离断后进入子宫膀胱间隙（图1-10）；须将结扎血管的主要部分留在子宫侧，因为当被结扎的血管切断或出血时有利于钳夹止血。如果出血发生在膀胱侧，用3-0可吸收线进行血管缝合，缝合部分膀胱肌层有利于提供额外的机械支持（图1-11）。

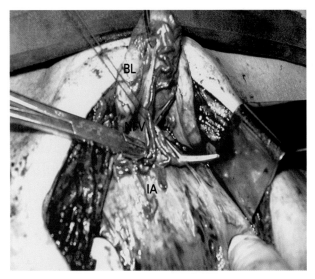

图1-10 子宫切除术或保守手术中需要结扎新生血管。进入阴道上段及子宫颈，可见阴道子宫新生血管成分。BL：膀胱；NFV：新生血管；IA：胎盘植入区域。

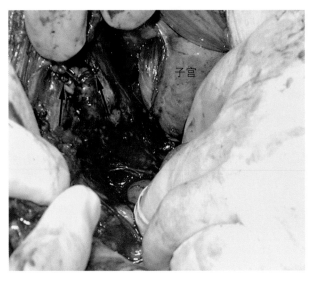

图1-11 在下推膀胱过程中可发生出血。因为新生血管质脆，建议结扎或缝合来控制出血，缝合应包括膀胱壁肌层组织，以提供额外的支撑（黑色箭头）。

在子宫与膀胱粘连面,建议从宫旁前侧来分离宫颈-膀胱间隙(图1-12)。这个区域很少有血管侵入,但如果有侵入,需逐步结扎、切断血管,分离出膀胱后壁;一旦此处有胎盘植入,可用示指横向引入(Pelosi法)分离,结扎所有新生血管(靠近膀胱子宫皱襞头侧),最终分离子宫与膀胱之间的纤维组织(图1-13)。

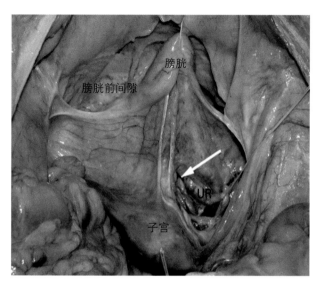

图1-12 新鲜尸体解剖:打开宫旁前侧进入宫颈-膀胱间隙(白色箭头)。这一区域少有胎盘侵入,可插入一个示指来分离膀胱和入侵胎盘之间的致密粘连。UR:宫颈-膀胱间隙。

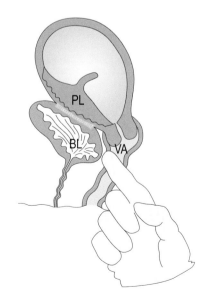

图1-13 Pelosi法的矢状位。进入膀胱-宫颈间隙可连续分离解剖出无粘连区域。BL:膀胱;PL:胎盘;VA:阴道。

1.6　病因学

迄今为止,胎盘植入的具体病因尚不清楚。正常妊娠时,绒毛植入子宫蜕膜海绵层,这种正常的分离界面有利于在胎儿娩出后子宫收缩作用下胎盘的自行完整娩出。胎盘娩出后子宫肌层收缩并压迫供应胎盘床的血管以达到止血的目的。以上任何一个环节异常,都有可能导致胎盘植入不能自娩,子宫收缩欠佳,从而导致大出血。

多年来,一直认为缺乏尼塔布赫层是胎盘植入的主要病因,这一观念在19世纪末由德国医生雷依莎·尼塔布赫(Raissa Nitabuch)提出(Nitabuch,1887)。尼塔布赫认为纤维素层将绒毛与深蜕膜组织分离,并限制滋养细胞侵袭过深,缺乏纤维素层会导致胎盘植入。最近的研究证明,纤维素层可有效地限制滋养细胞侵入子宫内膜(Pijnenborg et al., 2008),但它不一定参与胎盘植入的发病机制。子宫内膜蜕膜化不良可能参与胎盘植入的发生、发展,由于缺乏限制着床的调节因子从而导致滋养细胞过度侵入蜕膜层。另外,组织学的研究结果表明,胎盘形成的早期阶段胎盘滋养细胞过度迁徙浸润底蜕膜,形成了子宫胎盘的异常血液循环,导致胎盘过度附着或植入子宫肌层(Khong et al., 1987)。

另一假说将氧分压与子宫瘢痕的形成联系起来,认为氧分压可能参与了胎盘植入的发生、发展。体外实验研究表明,人类的胚胎是在相对缺氧的环境中发育,氧分压的差异决定了细胞滋养层细胞是单纯地增殖还是侵入子宫肌层(Genbacev et al., 1997)。

最近的研究表明,胎盘植入及穿透性胎盘植入主要是由于子宫瘢痕部位裂开,绒毛侵入宫壁,绒毛外滋养细胞侵入深肌层(Tantbirojn et al., 2008)。

由于子宫下段靠近宫颈管,子宫内膜蜕膜化较宫腔其他部位相对更差(Khong, 2008),故易于在先前子宫损伤区域因蜕膜缺乏导致胎盘植入。

总之,胎盘植入的形成原因复杂,包括子宫肌层和子宫内膜的损伤,子宫内膜蜕膜化不良及滋养细胞的侵入等。

1.7　本质问题

过去,胎盘植入的产前诊断是一个问题,但今天,随着对这些疾病的超声特征及高危因素的进一步认识,多数在产前即能诊断。然而,由于超声等辅助检查的局限性,往往导致判断失误。

胎盘植入常见于子宫下段,这也是胎盘植入手术复杂的主要原因。其操作空间狭窄,解剖结构变形,血运丰富,这些都是外科手术处理的常见问题(Borekci et al., 2008)。

胎盘生长因子使平时看不见的微型吻合支膨大,改变了子宫胎盘侧支循环血供,甚至使其他脏器如膀胱有时变得完全无法辨认。

妊娠所致扩张的辐射动脉及弓状动脉在胎盘植入很常见,形态学上的这种变化一般局限于较小的螺旋动脉,致使血管壁肌性组织和弹性纤维组织缺失(Khong et al., 1987; Tantbirojn et al., 2008)。若这种变化发生在较大的辐射动脉和弓状动脉,这些血管对血管收缩剂及促宫缩药物将失去反应,从而在剥离胎盘的过程中导致大出血,因为这些动脉直径大,血容量远高于直径小的螺旋动脉(Khong, 2008)。

低位胎盘植入,子宫下段的子宫血管吻合系统(源于阴道动脉分支)通常是植入胎盘的主要血液供应来源。如果没有分离膀胱子宫间隙,这个血管吻合系统一般难以暴露,如果没有足够的经验和精确的近端血管控制,势必会导致严重的大出血。

子宫瘢痕组织由于薄及扭曲,缺乏肌层组织的支持,胎儿娩出后通过肌层收缩达到止血的可能性不大。在胎盘植入及穿透性胎盘植入的病例中,较薄的子宫瘢痕部位由于缺乏肌层组织,新生血管更易侵入子宫肌层。由于剖宫产瘢痕部位紧贴膀胱后壁,低位胎盘植入时膀胱也经常受累。

胎盘植入手术过程中最大的难题是,密集而质脆的血管丛、妊娠晚期增大的血流量,导致难以进行安全和快速的子宫切除术。如果直接行快速子宫切除术,通常会引起明显的血流动力学改变和止血失败。由于胎盘植入时出血速度可达500~800 ml/min,如果没有相关知识指导如何去进行精确的近端血管结扎,止血是不可能的。术中疑为胎盘植入时,如果没有充足的医疗资源及具有资质的治疗团队,则建议原位保留胎盘,避免强行剥离胎盘。

目前,医疗资源缺乏及团队缺少专业训练的情况十分常见,还有错误的观点认为,胎盘植入仅仅是手术技能足以处理的问题。其实,对于这类疾病知识是否掌握,其处理结果对患者而言是完全不同的。

2 诊断

2.1 术前阶段

虽然目前没有术前确诊胎盘植入的理想方法,但是不同种类的辅助检查可以提供较为精准的图像,这对于临床决断以及提供可选治疗方案是非常有用的。按照专家们的研究结论进行诊断分析,可以减少假阴性和假阳性率,但在手术结果证实之前,仍然需要考虑到不同的鉴别诊断可能。仅仅基于图像报告可能会低估或高估临床表现,从而导致无法挽回的错误,或者严重的大出血,甚至不必要的子宫切除。因此,强烈建议对高度怀疑胎盘植入但未发现高危因素的病例给予特别关注。值得注意的是,宫颈部分出现粗大的血管与胎盘植入的表现类似,对于这种诊断不明的病例,胎盘磁共振成像(pMRI)及三维多普勒超声有助于鉴别诊断,特别是对于近期没有并发症的患者。如果因为某些原因术前尚未诊断,那么有必要在诊治方案确定前进行周密的术前检查。

2.2 临床怀疑

根据临床病史,我们通常可以做出胎盘植入的初步诊断。因为,妇女经历多次剖宫产或各种形式的子宫肌层损伤更容易导致胎盘植入。这值得重视,因为医生会因此要求超声医生着重寻找直接或间接的异常胎盘附着指标(Palacios-Jaraquemada et al., 2007)。这表明超声图像的可靠性与操作者的图像捕捉技术、仪器设备以及操作方法息息相关。对于已知高危因素的胎盘植入病例,如果B超结果阴性,则需要另一位有经验的超声医生或应用不同的成像技术再次检查。虽然经验丰富的超声医生不常出现这种问题,但超声的假阴性结果仍时有发生。由于异常附着胎盘的漏诊可导致灾难性的后果,临床医生有责任尽最大努力去做出准确的术前诊断。

2.3 辅助诊断

对于已知有异常胎盘高危因素的患者,辅助诊断是有必要的。在这些辅助诊断的手段中,超声是最可靠、经济和准确的诊断方法。对于不同的病例,经腹和经阴道超声均有效。最初,超声仅能对异常的胎盘形成提供回顾性的诊断(Pasto et al., 1983),最早被认可的指标是胎盘后间隙的缺失。大约10年后,有研究发现胎盘植入的其他超声指标(Hoffman-Tretin et al., 1992),包括明显的、大的或多发的胎盘血管静脉湖和子宫周围血管丛,另有连续的薄带、胎盘后低回声带的缺失以及多普勒超声上正常静脉血流的减少。然而,超声医生的经验仍非常有限。同年,第一个关于前置胎盘合并剖宫产史的前瞻性研究发布,所用的超声图像标准包括胎盘后子宫肌层的正常低回声区域的缺失、子宫浆膜层与膀胱之间强回声区域的变薄或中断,以及局灶性凸向膀胱的病灶(Finberg et al., 1992)。这些研究是诊断胎盘异常附着的基础。之后,开始有许多研究超声相关指标的书籍发行。

1992年,就在上述研究发表的同年,第一个关于异常胎盘形成的多普勒超声诊断的研究发表了(Chou et al., 1992)。多普勒超声成像显示胎盘间隙存在异常高血流信号,以及胎盘和非胎盘组织之间血管过度增生,胎盘血管湖和胎盘下静脉复合物中还发现有高脉冲血流信号。然而,此时多普勒超声仅仅作为传统超声的辅助技术。几年后,周等(Chou et al., 1997)发表文章介绍了能量多普勒超声技术在诊断异常胎盘形成中的应用。他们认为除了多普勒超声的典型表现外,子宫浆膜与膀胱壁的分界区域存在低阻抗动脉血流信号。能量多普勒超声还常常能发现妊娠早期的胎盘植入(Shih et al., 2002)。这项研究发现,子宫肌层内的大动脉病变比胎盘内血管(腔隙血流)病变发生得更早,在妊娠中期应用B超或彩色多普勒超声即可发现这一点。之后,多普勒超声还被用来监测原位保留胎盘患者的胎盘退化情况(Merz et al.,

2009; Dueñas-Garcia et al., 2011）。即使在应用多年之后，多普勒超声在胎盘植入的诊治上是否优于普通超声仍不是很清楚（Palacios-Jaraquemada, 2002; Woodring et al., 2011）。

　　默茨（Merz）在2009年的研究发现，通过彩色多普勒超声和人胎盘催乳素对胎盘退化的监控，可以评估胎盘退化的程度，并预测胎盘能否在十天内自行排出（Zepiridis et al., 2009）。在前置胎盘手术中，也可以相似的方法采用三维血管造影术判断剥除胎盘的合适时机（Most et al., 2008）。

　　大约在20年前，第一次有文献报道了磁共振成像（MRI）在妊娠晚期出血中的应用（Kay et al., 1991）。一年以后，MRI第一次被用来诊断胎盘植入（Thorp et al., 1992）。那时，超声还无法发现膀胱植入。MRI这项新方法存在诸多不足，如成本高、无法移动以及缺少应用经验。但它的主要优势在于可以多维重建和全面采集图像。几年之后，有研究者对超声、多普勒超声以及MRI做了对照研究（Levine et al., 1997）。该项研究发现，以上这些辅助检查之间没有很大差别，但在部分胎盘植入病例的诊断中，MRI却具有优势。在一个经超声检查的病例中，应用MRI对相关图像信号进行了回顾性扫描（Maldjian et al., 1999），研究人员还对MRI和超声在区分胎盘后子宫肌层区域、子宫膀胱间隙、局灶性凸向膀胱的病灶以及胎盘血管缺损上进行了比较，发现这些成像技术在胎盘植入的诊断中都没有可靠的价值（Lam et al., 2002）。胎盘植入的早期阶段，有必要进行MRI增强扫描以区分胎盘与周围组织（Palacios-Jaraquemada et al., 2000），这尤其有助于了解胎盘植入的深度。随着技术的改进和仪器设备的快速更新，只需在个别病例中应用增强MRI。在随后的多年，越来越多的研究专注于比较MRI和超声检测的敏感性及特异性。然而，一项多中心大样本的研究发现，MRI对于发现胎盘入侵的深度及范围尤其重要（Palacios-Jaraquemada et al., 2005）。胎盘MRI（pMRI）帮助改良了胎盘植入的手术方法及技术，有效降低了死亡率，并增加了保守手术的成功率。这些关于pMRI的研究将胎盘植入及所处区域动脉干的走形、范围与手术治疗的难点紧密联系了起来。起初，这种关联方法只用于超声诊断不确定的病例，但后来，它逐渐成为一种描述胎盘植入范围的精确方法。因为pMRI是识别子宫周围组织入侵的唯一方法，其对于胎盘植入时子宫是否保留的判断有重大意义,但在已决定原位保留胎盘后其意义降低。何时治疗胎盘植入很大程度上依赖于pMRI的应用和操作经验(Mazouni et al., 2009)。

其他诊断胎盘植入的方法(如母体血液的生物学标志物等)也在慢慢推广,但这些技术价格昂贵,也不如影像方法实用。

2.3.1 超声、多普勒、三维多普勒

超声是诊断胎盘植入最好的方法,价廉、应用广泛及舒适的特点使得超声成为诊断胎盘植入的首选辅助检查。

尽管超声在诊断异常胎盘情况方面优势明显,但个别母体和胎儿的特点却可以影响超声图像的质量。例如,经腹超声在肥胖女性、既往有上腹部或盆底手术史的患者中应用存在困难。经阴道超声弥补了经腹超声的不足,但是,它最大的限制是无法评估子宫上段及后壁部分。经阴道超声能更好地显示子宫颈和子宫下段,在不额外增加出血风险时,它对低位胎盘植入的诊断优势尤为明显(Oyelese et al., 2006; Timor-Tritsch et al., 1993)。膀胱的过度充盈或充盈不足都可能带来错误的超声影像。前倾的子宫会在子宫下段产生声影,在合并有子宫瘢痕或子宫良性肿瘤(如子宫肌瘤)时,这种光声效应会进一步扩大。子宫的收缩可以改变子宫下1/3的解剖形态,这使得判断该区域是否存在胎盘结构异常较为困难,继而导致假阴性结果或与子宫肌瘤混淆。如果胎头入盆产生声影,可造成错误的诊断。经腹超声对后壁胎盘的诊断有困难。因此,对这些病例,往往需要其他方法(如MRI)的协助诊断(Levine et al., 1997)。

针对这些特殊情况,应该着手对胎盘植入的高危因素进行研究。患者的特征和胎盘位置决定了超声方式的选择。虽然没有明显的标准诊断胎盘植入,但以下是其高危因素:反复剖宫产和前置胎盘,存在子宫肌层或子宫内膜损伤。利用超声的灰度可识别异常胎盘,最重要的是胎盘池。相比正常妊娠的胎盘池,异常胎盘池在中期妊娠初期即可被探查到,它们通常大而不规则,相互融合,并且呈多发性。病因学尚不清楚,它们的数量和大小与异常胎盘的程度没有明显相关性(图2-1)。即使不采用多普勒模式,超声也可以在

很大一部分胎盘池中探查到湍流现象，没有胎盘池并不代表胎盘正常，但是它们的存在往往预示胎盘异常。如果在孕15~40周发现胎盘池，其敏感度可达79%，特异度达92%（Oyelese et al.，2006）。

另一提示异常胎盘的超声特征是胎盘后低回声区缺乏，它提示胎盘后血管床缺乏，底蜕膜缺失，以及胎盘向子宫肌层的侵入（图2-2）。这些特征均高度提示异常胎盘形成，但在正常胎盘的声像中也可探及。因此，当超声提

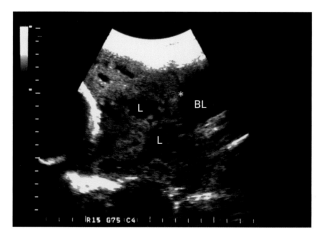

图2-1 经腹超声：多发的胎盘池。L：胎盘池；BL：膀胱。

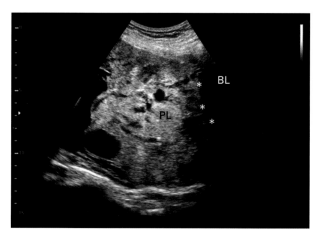

图2-2 胎盘后子宫壁变薄（星号）。BL：膀胱；PL：胎盘。

示胎盘后低回声区独立存在时,手术者需提高警惕。有些学者并不看重这一点,因为它的诊断敏感性和特异性不高,假阳性高达48%。对于没有植入的前置胎盘,经腹超声和多普勒超声均可以看到清晰的胎盘后低回声区(图2-3和图2-4)。

另一提示胎盘异常的特征是,胎盘后子宫下段组织逐渐变薄(图2-5和图2-6),胎盘组织接近脏腹膜或邻近脏器。原因可能是胎盘植入子宫肌层,

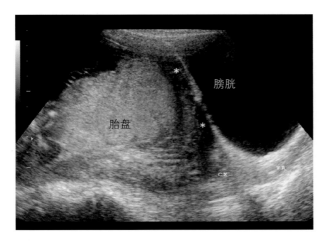

图2-3 传统超声图像显示(孕21周,完全性前置胎盘),胎盘与膀胱壁间间隙清楚。

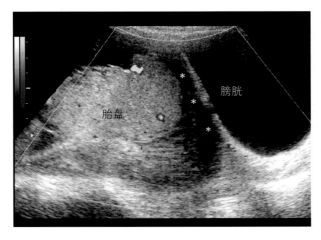

图2-4 彩色多普勒超声图像显示正常的胎盘流线图(孕21周,完全性前置胎盘),膀胱与胎盘间间隙清楚(星号)。

或者子宫深肌层本身太薄或缺失。研究显示,若胎盘后组织薄于1 mm,其诊断异常胎盘的敏感性为93%,特异性为79%,具有73%的阳性预测值(Hudon,1998)。但是这个特征很难辨认,必须仔细探查,但结合以上其他特征,可使诊断异常胎盘的可靠性大大增加(图2-7)。

　　子宫–膀胱浆膜层的变薄或结构紊乱,是因为缺少子宫肌层组织的支撑,导致膀胱壁的肌肉组织裸露。若超声医生只按常规检查,而不考虑妇产科的

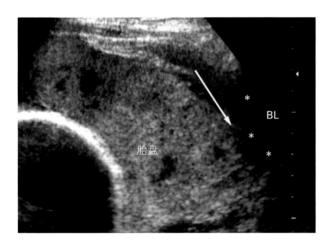

图2-5　超声图像:胎盘后子宫壁变薄(星号),胎盘后低回声区域缺失(白色箭头)。BL:膀胱。

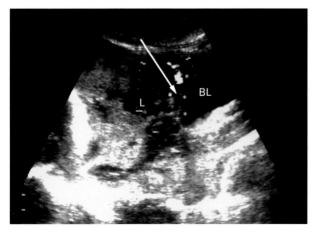

图2-6　超声图像:胎盘后子宫壁变薄(星号),胎盘后低回声区域缺失(白色箭头)。L:胎盘池;BL:膀胱。

特殊情况,则很难辨认这种异常膀胱壁,因为这种异常胎盘形成通常是多次剖宫产导致的结果。虽不常见,但是这种子宫外胎盘组织的特殊声像能帮助诊断胎盘植入(图2-8)。

仅根据超声的灰度等级是不足以诊断异常胎盘情况的,它的敏感性为87.5%,特异性为98%,阳性预测值为93.3%,阴性预测值为97.6%(Haratz-Rubinstein, 2002)。

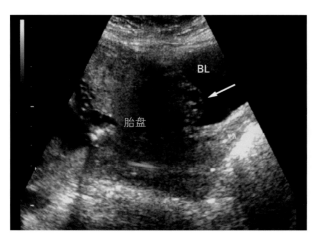

图2-7 传统超声图像显示孕21周的穿透性植入胎盘:凸出的子宫浆膜层-膀胱间隙,胎盘组织局灶性向子宫浆膜层凸出。白色箭头所指为凸向膀胱的胎盘组织。BL:膀胱。

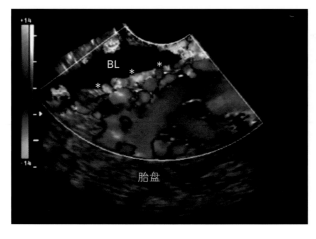

图2-8 经阴道彩色多普勒超声图像显示:大面积胎盘植入,胎盘后子宫壁变薄(星号)。BL:膀胱。

超声指标本身诊断胎盘植入的敏感度均无法达到100%，但是其中最可靠的指标是不规则的血管形态及动脉血流（Sentilhes et al., 2010; Comstock, 2011）。

通过B超可发现，低于陈旧性子宫瘢痕处有囊状物植入或多个不规则空隙，这是孕早期异常胎盘形成的早期提示（Comstock, 2011）。因为胚胎习惯性地植入基底部，因此在子宫下段发现一个稳定而静止的囊状物时需要高度怀疑胎盘植入。

利用B超中的多普勒模式，可以在大多数异常胎盘形成的胎盘池中发现大量的湍流血流（图2-9至图2-12）。相反，胎盘后组织上多普勒信号缺失，高度提示胎盘后低回声区的缺失。这个发现经常被用来定位胎盘异常形成区域，相当于弥漫性的胎盘植入。这种情况虽然不是很严重却更常见，而且与早期发现的胎盘池相关。两种征象都很有价值，但绝不能认为是诊断异常胎盘形成的金标准，因为在一些个例中存在假阳性或假阴性。

异常的血管组织侵入子宫周围器官或组织（多为膀胱壁）不多见，垂直分布的血管往往表示胎盘血管向子宫肌层或其他邻近组织延伸，通常与异常胎盘形成相关。

一些学者认为多普勒超声在诊断胎盘植入方面可以成为超声的一种辅助

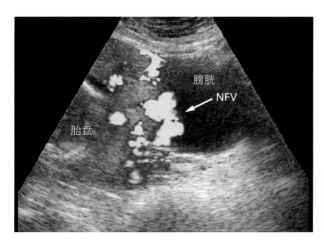

图2-9　经腹多普勒超声显示：膀胱-子宫浆膜间血管形成，畸形血管进入膀胱。NFV：新生血管。

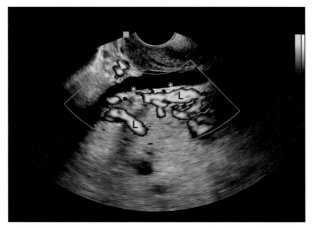

图2-10 经阴道彩色多普勒超声显示前壁胎盘植入,可见胎盘后子宫壁变薄及胎盘池融合。星号处为胎盘后子宫壁变薄。L: 胎盘池。

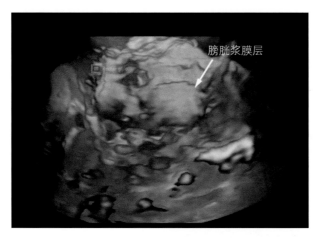

图2-11 三维能量多普勒超声显示孕37周的胎盘植入。从侧面的图像显示,膀胱与子宫浆膜层间隙可见大量血管丛,与正常胎盘中稀疏的绒毛间循环相比,图中绒毛间的血流交通相当显著,甚至形成一个血管湖,还可以看到胎盘内丰富的血流。

模式(Woodring et al., 2011; Comstock, 2011),同时也增加了二维超声的诊断性能(Sentilhes et al., 2010)。在动力模式下,多普勒超声可以发现早期妊娠初期的异常胎盘形成。

胎盘植入原位保留胎盘的可能并发症之一是出血,另一并发症是滋养层组织的持续存在。理论上讲,残留胎盘物质的重吸收或去除,减少了感染和出血的可能性。已有关于多普勒的相关研究证实胎盘血流程度可以预示胎盘娩

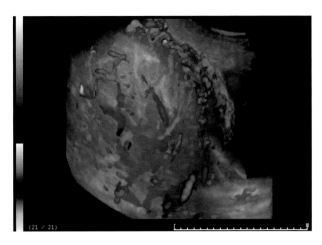

图2-12 膀胱-子宫浆膜间隙的前视图，子宫表面丰富的血管交通支，在没有植入的前置胎盘相同的位置只能看见分离的血管，这幅图像也将剖宫产血管网的解剖显示得非常清楚。

出、残留及是否需要清宫。经过连续多普勒检查发现：术后9~13周胎盘附着组织血流中断，然后是胎盘组织被完全重吸收或者胎盘碎片排出（每个情况各一种）。在两例穿透性植入胎盘中，多普勒超声提示阴性的血流结果，之后进行了清宫术而没有出现严重的并发症（Merz et al., 2009）。

彩色多普勒超声被用来和人胎盘催乳素联合预测残留胎盘排出时间。两个病例显示，一个完整的胎盘在人胎盘催乳素血液水平下降的7~10天后开始至分娩后12周被排出，同时彩色多普勒探测到血流信号由阳转阴（Zepiridis et al., 2009）。

然而，默茨（Merz）或泽普瑞迪斯（Zepiridis）的研究还是不够明确：彩色多普勒所预测的胎盘排出时间与实际胎盘排出的时间相同，那么彩色多普勒是如何监测其自然进程的？其次，在胎盘植入的病例中，预计到子宫前壁有缺损时，为什么还要进行清宫术？这也令人费解。

目前，三维能量多普勒超声可以作为确诊或排除胎盘植入的一个辅助诊断技术（图2-13和图2-14），也被用来制订区分胎盘植入和前置胎盘的流程，以避免过度诊断（图2-15）。简而言之，如果三维超声探查到胎盘植入的多个特征，其诊断准确率是很高的。三维超声在判断胎盘植入膀胱的范围和深度上，较二维超声具有更大优势。主要包括：① 可以同时从矢状面、冠状面及轴

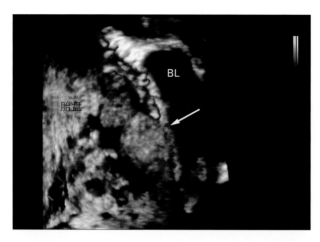

图2-13 三维多普勒超声图像。白色箭头所指为子宫胎盘的血管延伸入膀胱肌层。BL：膀胱。

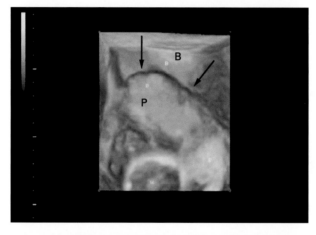

图2-14 四维重建图像显示：膀胱与胎盘间的无回声区以及子宫浆膜与膀胱间的不规则及不连续的分界线。冠状面扫描显示：灶性外生型并植入膀胱的团块状胎盘组织(黑色箭头)。P：胎盘；B：膀胱。

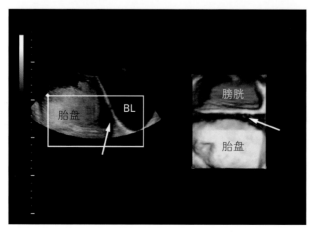

图2-15 三维重建超声显示：在简单的完全性前置胎盘病例上正常的膀胱与胎盘间的无回声区。白色箭头所指为膀胱与胎盘间的超声声像。BL：膀胱。

平面多层次显影；② 通过构建空间血管网，并操纵其视平面，能更好地描绘侵入膀胱的异常血管；③ 利用即时三维播放的旋转模式，能清晰地展现重建的图像，得到更好的视觉效果。

视频2-1 胎盘植入经阴道超声

大量湍流为胎盘的血管声像，注意膀胱肌层缺乏的信号。

——http://dx.doi.org/10.1515/9783110282382_v2.1

视频2-2 胎盘植入的三维多普勒超声表现（a）

超声扫描显示了一个胎盘植入膀胱病例的膀胱植入部分三维图像。

——http://dx.doi.org/10.1515/9783110282382_v2.2

视频2-3 胎盘植入的三维多普勒超声表现（b）

超声扫描显示了视频2-2中胎盘植入病例的其他部位三维图像。

——http://dx.doi.org/10.1515/9783110282382_v2.3

2.3.2 胎盘磁共振成像（pMRI）

有了在妊娠晚期的应用经验（Kay et al., 1991），MRI开始用于产前诊断（Thorp et al., 1992）。其后，一些学者着手研究，pMRI在诊断胎盘植入方面是否较超声具有更好的敏感性及特异性。例如，1997年发表了第一个比较这两种方法的前瞻性对照研究，18个患者被纳入研究。两种方法并没有显著性差异，但是研究发现，MRI能更好地识别后壁异常胎盘形成，原因在于pMRI能更好地识别较深部位的组织（Ensayes et al., 2009）。

2005年，一项关于MRI和超声诊断胎盘植入的大规模、前瞻性研究发布，显示pMRI诊断胎盘植入更具优势。这项研究并没有比较它们的诊断率，而是探讨MRI是否能发现新的信息，以及是否有助于手术方案的制订（Palacios-Jaraquemada et al., 2005）。

在这项研究中，pMRI为90%的病例提供了新信息，用于帮助确定手术方案。这点非常重要，因为子宫血管的分布决定了出血及手术并发症的风险，此外，胎盘植入的特殊区域和技术难度息息相关。这项研究也是唯一一项可以判断子宫旁组织是否存在胎盘植入的补充性研究，其发现对于异常胎盘手术方案的制订非常重要，因为可以判断骨盆底是否存在胎盘组织，以减少对输尿管的损伤。

将pMRI用于识别潜在的胎盘植入，可得到清晰的子宫胎盘界面图和胎盘植入精确范围。虽然胎盘植入多见新生血管，但是新生血管在肌层发育不良且血管脆性增加，因此pMRI需要更严格的技术标准。膀胱过度充盈或充盈不足可以导致假阴性或假阳性的结果。因此在检查特殊的前置胎盘或胎盘植入病例前，可以通过在45 min内注入500~600 ml的液体使膀胱充盈适度，这一点非常重要（Palacios-Jaraquemada et al., 2005）。

pMRI发现有些异常胎盘的征象是显示不清的胎盘-子宫肌层交界面、融合的胎盘池以及丰富的新生血管，这些征象和超声所见类似。其他异常胎盘征象，包括膨胀的子宫，信号不均匀的胎盘组织，低信号的胎盘带（Baughman et al., 2008）。

产科MRI与pMRI不同的是，其重点关注的是胎儿，而不是胎盘和子宫的交界面。pMRI相比产科MRI影像视野较小，主要因为影像技术的操作者在低位放置了一个线圈，以便获得更好的影像分辨率。

尽管多种技术均可应用于pMRI，但目前推荐的还是超快速T2加权成像技术。不同的生产厂商对该技术的命名不同，每家公司都使用他们专属的名称对成像技术进行命名；通常，我们使用超快序列识别异常胎盘。pMRI首选T2加权成像，因为T2加权成像时背景呈白色，膀胱呈黑色，其他组织均可与膀胱相对比（Palacios-Jaraquemada et al., 2007）。此种特征也使得我们可能有效辨别胎盘和子宫的交界面（Tea et al., 2009）。由于成像时使用的是快速序列，可减少胎动对成像所致的影响，也使得我们的研究更快速、可靠。MRI可通过呼吸门控技术和屏气技术，在人工操作最少的情况下获得最清晰的图像。门控装置通过识别呼吸运动获取图像；而屏气技术在产妇屏气15 s的过程中获取图像。

因子宫S1和S2区域解剖结构不一样，在矢状位上，MRI可辨别胎盘是否植入子宫肌层（将在后文3.2部分详细阐述）；在冠状位上，它可辨别宫外组织尤其是宫旁组织是否有胎盘植入；而在轴位上（垂直于膀胱后壁平面），它对于了解胎盘是否植入膀胱有重要价值。因此，放射科医生在摄片时需不断调整仪器参数以获得胎盘植入组织的精确图像，也需要随时对仪器进行调整（甚至需要细微的人工调整以扫描周边组织）。轴位成像也可为辨别胎盘是否横向植入宫旁组织提供详细信息。

当怀疑子宫后壁胎盘可能有异常时（例如，人流术后，多次宫颈扩张或诊刮术后，子宫肌瘤切除术后），在T2加权成像上看不到膀胱内液体呈现出的白色背景。因此，胎盘在成像时可能与子宫后壁、腹腔脏器、椎体平面的信号一样，使得诊断胎盘是否有异常非常困难，尤其是在子宫下段部分。在这种情况下，最好使用钆类造影剂，并于注入对比剂60~90 s，在矢状面上获取一段pMRI序列（Thorp et al., 1992）。如能获取上述MRI序列，将更易诊断后壁异常胎盘，并明确子宫–胎盘界面。

目前，暂未发现钆剂用于孕期MRI时对于孕妇的不良反应，也暂无毒性或造成胎儿损害的相关报道（Marcos et al., 1997; Katzberg et al., 2011）。目前，钆仅用于通过其他影像学方法均不能确诊是否合并胎盘植入或可能存在较大风险的孕妇。

美国一些研究表明，pMRI通常用于临床怀疑有胎盘异常的情况（Wsrshak et al., 2006; Dwyer et al., 2008）；而它的主要适应证是评估子宫胎盘是否有分界、胎盘植入的程度以指导保守治疗或手术切除治疗（Maldjian et al., 1999; Palacios-Jaraquemada et al., 2005; Mazouni et al., 2007），并确认或者排除胎盘是否植入宫旁组织。pMRI用于孕30周后怀疑有胎盘异常的患者；除此之外，胎盘植入没有显著的形态学差异。2008年一项研究表明，盆腔超声检查在诊断或排除是否合并胎盘植入时，是一种高度可靠的检查方法，同时指出pMRI在评估胎盘植入的程度及解剖学改变时也是一个很好的检测手段。

2.3.3 胎盘磁共振成像（pMRI）图集

矢状面成像（图2-16至图2-21），冠状面成像（图2-22至图2-25），轴向平面成像（图2-26至图2-30）。

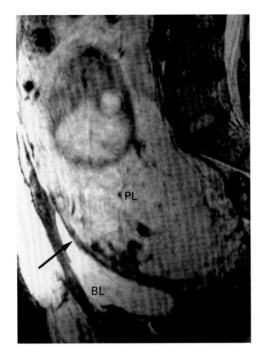

图2-16 胎盘磁共振成像（矢状面T2加权成像）：图像来自一位三次剖宫产术后患者，完全性胎盘；圆形中间是多个融合的胎盘池，这是胎盘异常的典型成像。黑色箭头所指为膀胱和子宫的分界线。PL：胎盘；BL：膀胱。

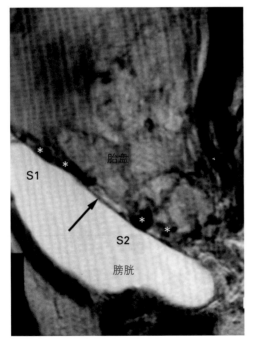

图2-17 胎盘磁共振成像（矢状面T2加权成像）：该图为胎盘植入区域成像。黑色箭头所指为子宫前壁与胎盘分界唯一清晰处。星号：S1、S2区域为胎盘植入区域。胎盘膀胱植入时可见典型的新生血管在胎盘和膀胱间形成环流。

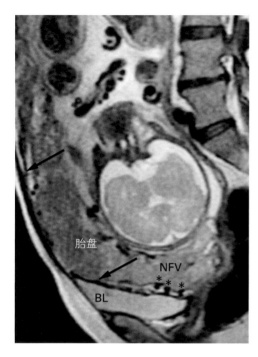

图2-18 胎盘磁共振成像（矢状面T2加权成像）：图像来自一位完全性前置胎盘患者，该患者有两次剖宫产手术史，并在一次保留绒毛组织的剖宫产后进行了清宫术。黑色箭头之间没有可以识别的子宫肌层；星号标记的是胎盘和膀胱之间的新生血管。需特别注意的是在胎盘和膀胱间是否有完整的分界线，这一点对于是否选择一步保守手术治疗非常重要。BL：膀胱；NFV：新生血管。

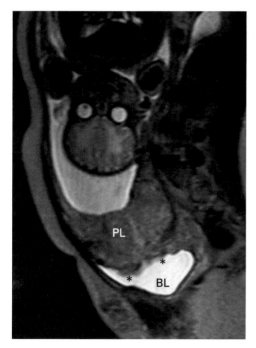

图2-19 胎盘磁共振成像（矢状面T2加权成像）：该图为已由超声诊断的前置胎盘图像。星号所指为膀胱内明显存在的胎盘组织，但是并未发现新生血管的存在。手术探查时发现前次剖宫产子宫前壁瘢痕处肌层部分破裂形成胎盘疝，穿透膀胱组织。通过切除瘢痕组织和简单的缝合方法，进行了一步保守手术及膀胱部分修补术。PL：胎盘；BL：膀胱。

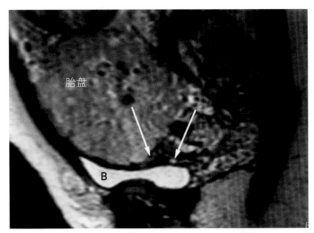

图 2-20 胎盘磁共振成像（矢状面 T2 加权成像）：图像所示为 S2 区域胎盘植入，着重显示了新生血管区域；图像中的血管增生三角区是胎盘植入所致最为典型的征象。在这类病例中，可以看到宫颈和膀胱三角之间、阴道和子宫交界处组织肥大增生。这些结构之间的纤维筋膜明显增厚，实际上要区分开是不可能的。B：膀胱。

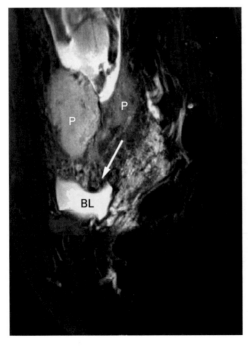

图 2-21 胎盘磁共振成像（矢状面 T2 加权成像）：如图所示，为膀胱后方广泛胎盘植入，白色箭头所指是多发的新生血管，在胎盘植入部位没有明显可辨别的子宫肌层。BL：膀胱；P：胎盘。

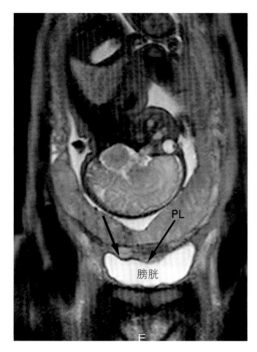

图2-22 胎盘磁共振成像（冠状位T2加权成像）：图像来自一位无任何高危因素而发生完全性前置胎盘的患者，B超检查提示可疑胎盘植入。左侧黑色箭头所指为正常的膀胱和胎盘间分界线，右侧黑色箭头所指为局部胎盘植入。对于没有高危因素的患者，此种图像是非常罕见的；仔细追问病史后发现该患者5年前曾行非法流产一次。该患者进行了一步保守手术，术中对缺损的子宫肌层进行了修补。PL：胎盘。

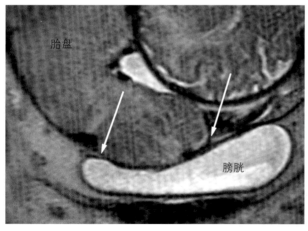

图2-23 胎盘磁共振成像（冠状位T2加权成像）：该图来自曾有一次剖宫产手术史并经超声诊断有胎盘前置、浆膜层植入的患者。白色箭头所指为断裂的原手术瘢痕；在明显有胎盘植入的地方并没有新生血管。剖宫产选取了Pfannenstiel切口并将断裂的瘢痕进行了修补。

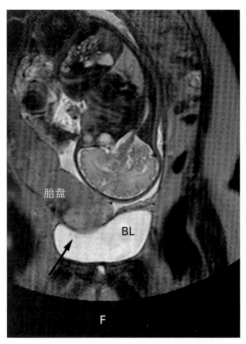

图2-24 胎盘磁共振成像（冠状位T2加权成像）：该图来自一位有过一次孕18周自然流产史的患者，在流产一周后因妊娠组织残留及感染行清宫术。此次妊娠经超声检查诊断为前置胎盘。黑色箭头所示为胎盘植入、子宫肌层缺损而无新生血管区域。术中见子宫下段部分破裂，对子宫和膀胱进行了部分切除及修补术。BL：膀胱。

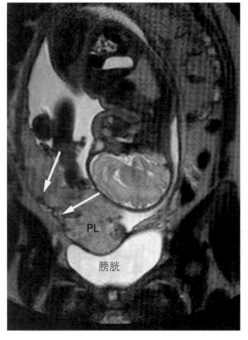

图2-25 胎盘磁共振成像（冠状位T2加权成像）：此图来自一位B超诊断怀疑胎盘前置、胎盘植入的患者（第一次妊娠），没有任何高危因素。白色箭头所指为异常形成的胎盘组织。后经私下仔细询问该患者病史，发现其有三次流产史。术中证实胎盘植入并对子宫进行了修补。PL：胎盘。

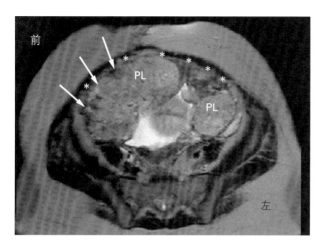

图2-26 胎盘磁共振成像（轴位T2加权成像）：白色箭头所指为胎盘广泛子宫前壁及宫旁组织植入。星号所示为多个子宫肌层缺损的区域。在这种情况下，实施切除手术是非常危险的，建议在具备所有必备资源的医院进行该手术。MRI是唯一确诊胎盘宫旁植入的手段，故在可能切除子宫的情况下进行一步保守手术治疗前，强烈推荐行MRI检查。PL：胎盘。

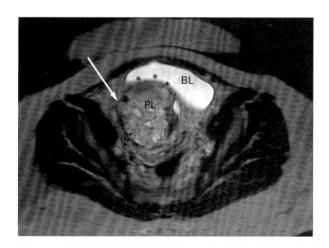

图2-27 胎盘磁共振成像（冠状位T2加权成像）：该图来自一位B超诊断前置胎盘并植入的患者，因该患者存在持续性的轻微腹痛而行MRI检查。星号所示为膀胱后方子宫肌层的缺失，符合胎盘植入的诊断。但是，胎盘磁共振成像发现胎盘组织植入宫旁组织（白色箭头所指为植入胎盘），而原计划第二天行手术治疗。术中证实了宫旁组织有胎盘植入。BL：膀胱；PL：胎盘。

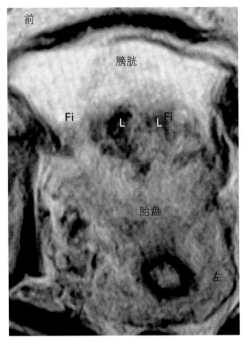

图 2-28　胎盘磁共振成像(轴位 T2 加权成像)：图像所示为膀胱和胎盘侵袭组织之间的疑似纤维化组织。在一些胎盘植入的区域，胎盘池声像很明显(L)。这种类型的纤维化是罕见的，而在子宫切除手术中处理这类组织很困难。从技术上讲，进行一步保守手术有许多限定条件，在 82 例进行了保守手术的患者中只有 1 例进行了二次手术，但也许是巧合，这个患者的胎盘磁共振成像可见局部扩展的纤维化。在这种情况下，切除子宫异常困难，因为断离这些组织可能会导致膀胱下部的严重损伤。可能的手术方案是人工剥离胎盘，并将部分宫体及宫颈原位保留。在子宫下段位置将子宫肌层及其内血管一起缝合一周，以避免晚期出血。这种缝合通过简单的压迫组织而起到止血作用，后期不需要再行处理。L：胎盘池；Fi：纤维化组织。

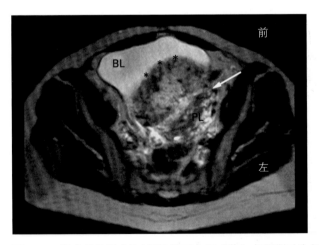

图 2-29　胎盘磁共振成像(低轴位 T2 加权成像)：如图所示为包含多种异常的胎盘；星号所示为胎盘的宫旁(PI)植入，包括膀胱和三角区的植入，白色箭头所指为子宫外的胎盘组织，没有可辨别的子宫肌层组织。星号所示的胎盘膀胱植入，覆盖了整个膀胱底(膀胱三角)，这个区域有许多新生血管。如计划行切除手术，强烈建议控制腹主动脉的血流以避免盆腔腹膜下血管的出血。对血管的精准控制提高了手术的安全性，并使得我们可以清楚分辨各组织结构，如血管和尿管。BL：膀胱；PL：胎盘。

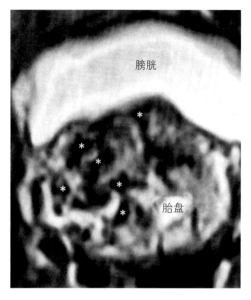

膀胱

胎盘

图2-30　胎盘磁共振成像（轴位T2加权成像）：虽然通过其他方法也可使胎盘磁共振成像反映病情真实性，但实际上，图像的准确性和影像技师的水平密切相关。如图所示为大范围胎盘植入而最初却被诊断为正常胎盘；星号所示为多个新生血管和胎盘池。手术中发现子宫肌层几乎全为新生血管组织，甚至连资深的泌尿外科医生都无法辨别膀胱组织。因而，放射科医生需要了解不同的辅助诊断方法与手术解剖图像之间的相关性（如超声和磁共振成像）。

2.3.4　血清学诊断

随着生物学的进展，我们可以通过检测孕妇血液中的生物标志物对胎盘植入进行产前筛查，检测方法包括胎儿游离DNA、胎盘mRNA和DNA基因芯片测序（Mazouni et al., 2007）。过去曾用一些生物学分子（如磷酸激酶）的水平（Ophir et al., 1999）或者是甲胎蛋白的升高（Kupferminc et al., 1993；Zelop et al., 1992）来反映胎盘功能不全，但一直没有得到证实。在有胎盘植入和穿透时，孕妇血清甲胎蛋白会有所增加（+2.5）（Hung et al., 1999）。目前，没有任何实验室的结果被作为可疑胎盘植入诊断的要点。有人认为妊娠中期孕妇血清甲胎蛋白升高与胎盘植入相关，且血清甲胎蛋白增加程度和胎盘植入的程度有直接的关系。但是，事实与我们所期待的并不一致，在目前所知的生物学分子中，还没有哪一种可以作为诊断胎盘植入的标志物。

近来许多研究证实，在出现胎盘植入或其他一些影响妊娠的情况时，母血中的某些胎盘mRNA异常表达（Miura, 2008）。近期一项研究建议同时对母血中游离细胞胎盘mRNA进行测定，以提高超声对胎盘植入诊断的准确性（El Behery, 2010）。然而，除了测量人胎盘催乳素（HPL）的mRNA，没有其他特定的mRNA序列是与胎盘植入相关的（Simonazzi et al., 2011）。

表 2-1 异常胎盘的诊断

临床疑诊	超声	多普勒超声	三维多普勒超声	胎盘磁共振成像	术中探查	组织病理学
前置胎盘+剖宫产手术史	对于高危患者，孕18周前应积极检查	不能增加诊断准确性	前置胎盘的鉴别诊断	胎盘与子宫之间肌层带的断裂	胎盘侵入区域的形态和范围	非诊断金标准
多次剖宫产手术史	膀胱界限声像存在缺失	彩色多普勒超声可以突出血管区域	血管侵入的诊断	出现胎盘池的融合	出现宫旁或膀胱的侵入	回顾性检查，对临床手术决策无价值
剖宫产手术史+流产病史	狭长的血管通道	术后可监控原位保留胎盘的胎盘退化情况		在膀胱与子宫之间出现垂直生长的新生血管	组织增厚，纤维化	样本具体来源不同，结果会有不同
粗暴的宫腔操作	4%~6%或更多的不规则腔隙			胎盘-宫旁侵袭导致子宫肌层横向断裂	新生血管形成	
任何会损伤子宫肌层的子宫手术史	胎盘与子宫间少清晰的间隙是最重要的假阳性原因			胎盘植入区域的形态和范围 S1、S2区域以及植入膀胱		
热切际盆腔放射治疗所导致的子宫内膜损伤				前置胎盘的鉴别诊断以及平行血管的增厚 增加诊断的准确性		

表 2-2 异常胎盘的辅助诊断

超　　声	多普勒和能量彩色多普勒超声	胎盘磁共振成像
可见多个血管腔隙	胎盘内血流信号丰富	可见多个血管腔隙（T2加权成像时胎盘内为暗带）
没有正常的胎盘附着处低回声声像	在胎盘和非胎盘区血管过度增生	有新生血管连接子宫、胎盘和周围组织
胎盘附着处的子宫肌层厚度小于1 mm	胎盘血窦和胎盘下静脉丛剧烈搏动的静脉血流	子宫肌层随胎盘植入而逐渐变薄
血管或者胎盘组织穿透子宫表面或者是子宫肌层和膀胱的交界处	在子宫和膀胱间有明显的低阻力动脉血流	子宫下段膨大
		因胎盘植入而断裂的子宫肌层

3　外科解剖学

　　随着解剖的细化，新的专业解剖知识在胎盘植入手术中的地位也日渐明确。生殖系统解剖学习通常是在医学学习的初始阶段进行。解剖学教学主要有两种模式，一种是将其与组织胚胎学相结合，另一种则是将其作为一门独立的课程，进行为期一年的学习。这两种教学模式各有利弊。在整体学习人体结构、组织器官及生理学的同时，进行解剖学的学习非常实用，它可简化学生对人整体的理解。在此种教学过程中，通常使用教学模型来展示各组织结构。而将解剖学作为一门独立课程时，通常使用防腐尸体进行教学，这可让学生系统地了解人体各系统器官。但是，有研究表明，即便是那些在学习过程中表现优异的学生，在日后也仅能记住少量解剖知识。

　　在读研及住院医生培训期间，外科手术过程可对解剖学知识进行一次理论与实践结合的复习（Macchi et al., 2003）。但是，有些手术中发现解剖结构异常（如胎盘植入手术），到这时，已学的解剖知识仍不够用。

3.1　解剖及外科问题

　　根据解剖学来进行骨盆腹膜后的手术操作，需要熟练掌握这个部位相关血管的分布情况以及对膀胱、输尿管的处理方法。

　　子宫以下的生殖器官血供主要来源于发自阴部内动脉和髂内动脉的分支血管（图3-1）。除了较低的阴部内动脉外，其他供血动脉均为中小动脉，因而术中将其分辨清楚、进行止血均较为困难；除此之外，骨盆空间较为狭窄，手术操作难度也随之增大。

　　尽管骨盆空间较为局限，如能熟练掌握盆腔腹膜后间隙的解剖结构，上述不少问题也可以得到解决。但是,减少盆底的操作对识别、分离输尿管和膀胱也至关重要(图3-2)。

盆腔血供由丰富的、相互交错的血管网络构成,阻断任意分支均可立即由其他血管代偿。动脉血供主要来自髂内动脉及其分支,少部分来自腹主动脉、髂外动脉和股动脉的侧支循环吻合支(Palacjos-Jaraquemada, 1997)。正因为盆腔存在丰富的血管吻合支,在手术过程中,通过结扎动脉主干来控制出血非常重要。

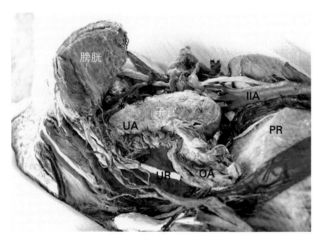

图3-1 女性骨盆解剖标本(盆腔血流)显示供血系统(右侧骨盆上面观)。位于图中央的是膀胱、子宫。注意在膀胱后方和输尿管下段,子宫、阴道和膀胱的广泛血流吻合支。PR:骶骨岬;IIA:髂内动脉;UR:输尿管;UA:子宫动脉;OA:卵巢动脉。

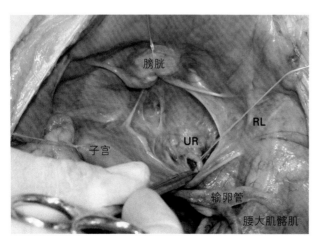

图3-2 尸体解剖。盆腔的腹膜后间隙和输尿管的解剖。UR:输尿管;RL:圆韧带。

　　历史上第一例髂内动脉结扎术可能是1812年在乌拉圭蒙得维的亚开展的,当时是作为股动脉瘤切除术的一种辅助方法;而最广为人知的第一例关于髂内动脉结扎术的报道是1894年在巴尔的摩霍普金斯医院的公报上发表的(Kelly, 1894),一位晚期宫颈癌患者出血迅猛不可控制时结扎髂内动脉以止血,这在当时被认为是最大胆的创举。

　　此后,一些学者将这种手术作为减少妇产科手术中出血的一种办法。1940年,鲁博维茨(Rubovitz)报道了第一例将髂内动脉结扎术用于产科会阴切开术中大出血患者的止血。有些学者将其作为提高止血效果的一种方法,对一些可能发生大出血的患者进行预防性的结扎术。数年后,演变发展了卵巢动脉结扎术,然而这种手术的止血成功率并非百分之百(Siegel et al., 1961)。

　　然而该手术的实际价值存在争论,部分学者开展了一些研究以证明髂内动脉结扎术后动脉将发生生理功能的变化。而正是这些研究的结果有助于我们理解为何该手术成功率仅有50%。这些学者的研究表明,髂内动脉结扎术后,其末梢血管的血压减少了80%,但是,因为盆腔血管存在丰富的侧支循环,这些末梢血管的血流仍恒定在50%以内。这个现象可能是血流突然通过盆腔侧支循环时发生的改变(Burchell, 1964, 1968; Burchell et al., 1966)(图3-3)。

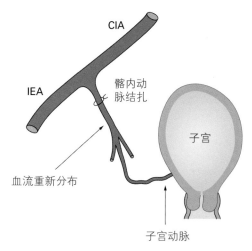

图3-3　髂内动脉结扎后的血管再生。动脉血压在结扎后下降了70%,但血流量只减少了50%。来自髂内动脉、髂外动脉、股动脉和主动脉的侧支循环血管数量众多。因此,血管结扎后子宫的血流量恢复是非常迅速的。CIA:髂总动脉;IEA:髂外动脉。

　　随后，一些学者在原有的技术基础上对髂内动脉结扎术进行了改良。他们得到了不同的甚至是相反的结果（Chelli et al., 2010; Ebans et al., 1985），但对不同技术的一个回顾性研究表明，在控制盆腔大量出血时，相比较那些安全的止血方法（如近端动脉结扎）而言，髂内动脉结扎术的不安全性主要是由盆腔大量丰富的侧支循环引起的。

3.2　子宫血管分布

　　如今已有多年没有对子宫血管分布情况进行新的研究。19世纪，有大量关于子宫、卵巢和阴道内血管分布的解剖学研究（Bergman et al., 2011）。20世纪中期，通过观察不同疾病情况下子宫动脉的分布情况，描绘出了完整的子宫动脉分布图（Fernstrom,1955; Borel et al., 1953）。而事实上，早在这之前的数年，就有人对人体动脉系统进行了详细的解剖图解（Belou, 1934），然而直到现在，也很少有人知道这次图解已经对生殖器官及其相邻器官的动脉分布进行了详细描述。从那之后，由于较少应用于临床，很少有人去研究子宫的血管分布情况。然而，随着选择性减少子宫供血的一些操作（如动脉栓塞术和动脉结扎术）在临床的应用，又开始有人提出与子宫、卵巢和阴道动脉血管分支变异、吻合相关的一些问题。

　　过去认为，子宫血运主要是由两对动脉供给，一是子宫动脉及其分支，二是卵巢动脉，它们分别为子宫提供90%和10%的血运。有时，子宫血运的供给还有一对动脉，这对动脉并非在所有人都存在，它是圆韧带上某动脉的分支，而该动脉发自腹壁下动脉。随着栓塞技术的出现，最初，人们认为栓塞双侧子宫动脉后子宫血运由其上段的卵巢动脉供应，而当使用Flostat夹夹闭血管、阻断血管供血的技术出现后，这种观点便站不住脚了。研究发现，当用Flostat夹阻断子宫动脉和邻近肌层的血流，并在超声下确定双侧子宫动脉血流已被完全阻断后，即便卵巢动脉和圆韧带动脉供血正常，在6 h内，子宫仍处于缺血状态，从而否认了经典的子宫上段血管再生的理论（Wraning, 2005）。而子宫上段血管再生理论认为，使用Flostat夹后，子宫上段的血管仍然是开放的，恰好证明了在栓塞双侧子宫动脉后，子宫仍是有血供应的。但该理论不能解释的是，子宫缺血6 h后，子宫上段血管分支的血供也随之消失了。直至2007年，一项解剖专业研究发现了子宫下段处新生的较大的血管吻合支，才解释了这个问题（Palacios-Jaraquemada, 2007）。这些血管吻合支来源于阴道动脉系统，它比子宫动脉更粗，因而可以在切断子宫的3对供血动脉后仍能恢复子宫的血供。血管造影也可证实这些吻合支的作用，将显影剂注入阴道下段动脉内，可观察到显影剂在整个子宫均有显影。当Flostat夹阻断血管后，子宫和阴道动脉的分支同时被阻断，由阴道动脉分支为子宫提供的血运也被阻断，从而导致6 h内子宫缺血的状态。

另有解剖学研究表明，女性生殖系统有两套独立的血管区域（Palacios-Jaraquemada et al., 2005, 2007）。如果在盆腔的矢状面画一条假想线，垂直穿过膀胱后壁中点，这可以定义为一个区域，该区域包括了S1子宫体区域，下面的S2区域对应于子宫下段、宫颈和阴道上段（图3-4）。S1区域血供由子宫动脉供给，也有少部分由卵巢动脉供给，所以阻断、结扎或压迫这些血管分支，均能有效控制这个区域的出血；S2区域血供由5支腹膜后血管分支供给，即阴道上、中、下动脉，膀胱动脉和阴部内动脉，因而阻断子宫动脉及其分支不能有效进行S2区域的止血。不论子宫的基本情况如何，子宫这两个区域的止血仅取决于各自供血动脉的处理，这是一个非常有意思的现象。

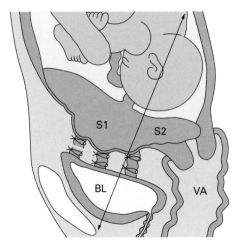

图3-4 矢状面区分S1和S2生殖器官的血管区域。BL：膀胱；VA：阴道。

少数人的子宫动脉存在变异(图3-5)。对子宫动脉的研究分为两个阶段：第一阶段是19世纪解剖学专家进行的研究，而第二阶段是过去十年由放射科专家进行的。这两个阶段的研究除了认为子宫动脉起源不同外，子宫动脉解剖结构并不复杂，而且通过放射显影技术更容易观察到子宫动脉的解剖情况。相反，S2区域的血管分支因其起源较多，反而更复杂些(图3-6)。阴道上段和中段的动脉通常源于髂内动脉、子宫动脉或膀胱下动脉，而阴道下段的动脉并非源于阴部内动脉。阴道下动脉非常粗，它的管径超过子宫动脉约1/3(图3-7)，这一解剖结构非常重要。阴部内动脉是髂内动脉前干终支，因而它是子宫下段及阴道出血的主要源头。有放射学方面的研究表明，阻断髂内动脉前干支和子宫动脉的血运有相关不良反应，甚至表现为活动性出血。在某些剥离胎盘、栓塞子宫动脉和胎盘植入区域进行压迫缝合等保守治疗的病例中，在没有出血的情况下也可以表现为低血压。假如胎盘植入患者在进行了保守手术或子宫切除手术后，出现不明原因的低血压，但是没有盆腔引流液、阴道出血，超声检查无异常，髂血管造影无异常，需要考虑是否出现了腹膜后血肿。

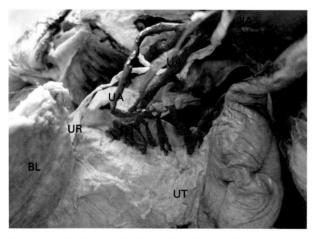

图3-5　防腐尸体解剖能更好地看清子宫血管分布。可以看到髂内动脉(IIA)前方有两个子宫动脉(UA)；并且正常走形的子宫动脉与输尿管(UR)有关联。BL：膀胱；UT：子宫。

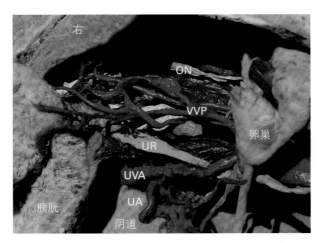

图3-6　防腐尸体解剖（右侧骨盆上面观）：狭小空间内存在大量的血管，使得S2区域的处理变得复杂。膀胱阴道吻合支后的黄色标志处为下腹神经丛膀胱自主神经分支。UA：子宫动脉；UVA：阴道上动脉；UR：输尿管；VVP：膀胱阴道吻合支；ON：闭孔神经。

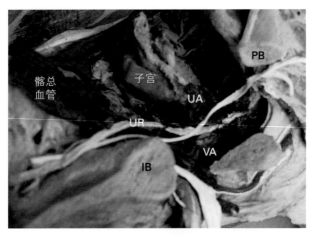

图3-7　防腐尸体解剖：部分切除髂骨（IB）及耻骨（PB）后，宫旁组织右侧面观。输尿管（UR）将右子宫动脉（UA）和阴道动脉（VA）分离开来。注意阴道动脉（阴部内动脉来自髂内动脉后干支）与子宫动脉（髂内动脉前干支）直径的比较。

　　S2区域的供血血管主要来源于盆腔和腹膜下，而这些部位的出血临床表现通常比较隐匿。此种情况下，往往需要行CT检查或手术探查才能找到出血点，介入放射科医生在寻找出血点时，必须仔细观察腹主动脉肾动脉平面以下的所有分支血管。在前置胎盘发生胎盘植入时,常可发现阴道下、中、上动脉分支给子宫提供部分血运。这些侧支循环进入子宫主要有两种途径:一是与膀胱动脉、子宫阴道动脉产生吻合支(图3-8),而这就是产后出血行子宫动脉栓塞术保守治疗失败率高达40%的原因(Chou et al., 2004)。在正常情况下,S2区域子宫与膀胱之间没有明显的血管交通支;而在伴有胎盘植入时,子宫与膀胱之间存在丰富的血运循环。组织胚胎学可以很好地解释该现象,在胎儿血管生成时期,通过血管化盆腔内出现了相互交错的血管网(Neas, 2011)。随着组织不断发育,部分血管逐渐变粗并成为相关器官的分支。另外,在显微镜下可以观察到血管网生成的早期,伴随着微血管的吻合现象。当胎盘异常植入时,可产生大量的血管生长因子,从而促进微血管吻合和血管重建。胎盘植入患者血管内皮生长因子(VEGF)水平相比正常孕妇显著升高(Tseng et al., 2006)。在VEGF的刺激下,形成的新生血管使得植入部位的血运更加丰富。这些血管的解剖结构和正常的血管截然不同,它们的血管中膜层极少发

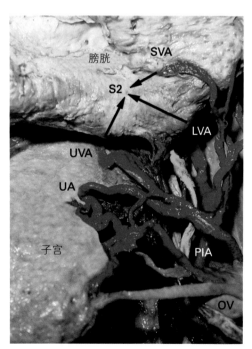

图3-8　防腐尸体解剖:右半侧骨盆上面观(前后面观):阴道下动脉(LVA)起源自阴部内动脉(PIA),管壁较子宫动脉厚(UA)。胎盘植入时S2区域血供主要由阴道上动脉(UVA)和阴道下动脉提供。黑色箭头所指是胎盘植入S2区域的主要血供。OV:卵巢;SVA:膀胱上动脉。

育甚至是缺失的,因而在血管生长因子刺激下可迅速地增长。

当出现这种形式的血液循环时,常视其为前置胎盘并胎盘植入,在行血管栓塞时更是如此,小的栓塞颗粒可以通过这些新生血管,因而可能出现非预期的或非靶向性的栓塞,造成子宫外组织的坏死(图3-9)。

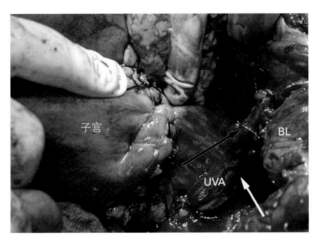

图3-9 一步保守手术后,膀胱-子宫间隙显示图。胎盘及胎盘植入区域已被切除,子宫-阴道吻合支(UVA)清晰可见,白色箭头所指为阴道分支,黑色箭头所指为与膀胱直接吻合的血管,如将此血管栓塞,可能造成膀胱梗死。BL:膀胱。

3.3 诱导新生血管形成

一项长达22年的关于胎盘异常附着和个性化治疗的研究表明,在胎盘异常如胎盘植入和胎盘穿透性植入时,往往伴随着新生血管(NFV)的形成(Palacios-Jaraquemada, 2011)。这些血管吻合支使得胎盘、子宫、膀胱及其相邻组织的血供相互联系。新生血管管径粗,因而可以向胎盘提供足够的血液。当胎盘异常附着时,血管生长因子水平增加,诱发NFV生成,最终使得胎盘血液循环更为丰富。但是,由于NVF的中膜层薄弱,其血管脆性也大大增加。乍一看这些血管的分布是杂乱无章的,但仔细研究后可将它们分为以下三种类型：① 膀胱子宫吻合系统（VUS）；② 胎盘膀胱吻合系统（PVS）；③ 阴道子宫吻合系统（CUS）。膀胱子宫吻合系统通常包括连接子宫动脉与膀胱后上壁的吻合支以及对侧子宫动脉相连接的吻合支（TIA），这些横向吻合支的轴向直径与子宫动脉的相似，通常位于宫颈峡部血管融合处的前端，与上、中、下动脉相互联系。

膀胱子宫吻合系统（VUS）血管较表浅，可以在膀胱腹膜返折处看到，从子宫垂直进入膀胱。我们应重视这些粗而直的吻合支，尤其是在进行血管阻断时，因为阻断这些血管可能造成膀胱梗死。

胎盘膀胱吻合系统（PVS）是三种类型新生血管中最常见的。这些吻合血管使得胎盘血管与膀胱肌层间存在着丰富的血运循环，这些血管垂直进入膀胱子宫平面，而不像前置胎盘时那样，子宫肌层内丰富的血管平行于肌层分布。胎盘膀胱吻合系统的血管没有固定的形态，部分血管的管壁较薄，而大部分血管的管壁较厚呈条索状，因而较易辨别。PVS可以与膀胱后壁表面的血管相吻合，也可以与膀胱上、下动脉（髂内、阴部内动脉）的分支相连接，最常见的是与膀胱上动脉分支连接。

阴道子宫吻合系统（CUS）虽在三种类型的新生血管中最为隐蔽且鲜为人知，在生理学上却可能最为重要。该吻合系统血管分布在阴道前壁的组织区域内并与其长轴平行，只有下推膀胱后才能看到它们。吻合支的发育程度不尽相同，这决定了我们是否能用肉眼辨别它们；有时它们如让人无法察觉的细线，有时它们却可取代阴道壁肌层形成假性血管瘤，因而即便是下推膀胱，我们也并不总是能找到它们。阴道子宫吻合系统位于子宫肌层内，它将阴道上、中、下动脉与子宫动脉下行支连接以及卵巢动脉联系在子宫壁内肌层之间。在此吻合系统中，阴道动脉是妇科医生最为熟悉的。

我们可通过选择不同的微导管进行不同部位的血管内栓塞。从技术上讲，可以通过阻断子宫动脉（通过吻合血流）或者髂内动脉前干来阻断膀胱子宫和胎盘膀胱吻合支血流。但是，通过血管内阻断对阴道子宫吻合支进行止血是非常困难甚至几乎是不可能的，因为这个部位的血流速度非常快。阴道子宫吻合血管最简单有效且又安全的止血方式是压迫止血及方块缝合止血（Cho et al., 2000）。

视频3-1 子宫动脉栓塞术后血流重新分布

研究表明栓塞双侧子宫动脉后,子宫上段的吻合支(卵巢动脉)不能维持子宫所需的血供。子宫下段的吻合血管来自阴道动脉,在双侧子宫动脉栓塞后,它取代了子宫动脉的血供。如果同时将子宫动脉和阴道动脉栓塞,子宫坏死的概率将很高。

——http://dx.doi.org/10.1515/9783110282382_v3.1

视频3-2 吻合支栓塞

胎盘植入时,新生血管形成,子宫、膀胱和阴道动脉显微吻合程度增加,如这些部位出现栓塞颗粒,可能造成器官的坏死。正常情况下,子宫动脉膀胱分支是不存在的,但是,它们的出现是为了避免器官的栓塞,器官栓塞可导致器官缺血坏死。

——http://dx.doi.org/10.1515/9783110282382_v3.2

3.4 膀胱解剖

了解膀胱解剖结构,熟悉如何处理输尿管在胎盘植入剖宫产手术中非常重要。临床上主要是对前置胎盘合并胎盘植入患者的这些结构进行处理。异常的血供、粘连,局限的手术空间以及解剖层次不清使得手术对于产科医生和泌尿科医生来说难度极大(Abbas et al., 2000; Parva et al., 2001)。避免该区域手术的办法就是避开胎盘植入的组织并原位保留胎盘,但在某些必须要切除子宫的情况下,熟悉输尿管和膀胱解剖结构是避免一些非预期并发症最基本的要求。

在某些国家,医生认为在前置胎盘并胎盘植入手术过程中(尤其是在胎盘穿透性植入的手术中),进行膀胱部分切除术是常见且必要的(Konijeti et al., 2009)。是否需要进行膀胱部分切除或修补取决于术中出血的严重程度以及膀胱胎盘植入的深度(Washecka et al., 2002; Matsubara, 2010)(图3-10和图3-11)。虽然有些学者选择这种手术,但在合并膀胱胎盘植入行剖宫产及子宫切除术后,进行膀胱修补成形术可能引起年轻妇女膀胱容量减少(Bakri,

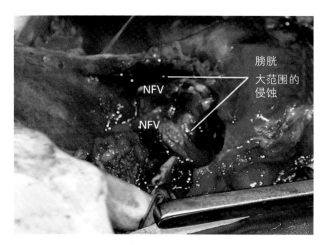

图 3-10 膀胱下段及膀胱三角区侵入。新生血管（NFV）十分丰富并与膀胱–阴道吻合支相互连接，如不对近端血管进行阻断，则无法对该部位血管进行分离。

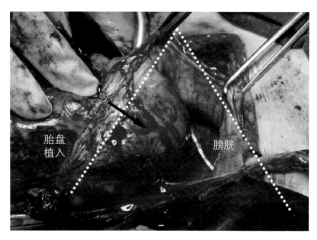

图 3-11 该图来自外科手术，胎盘植入整个膀胱壁，仅存薄而完整的黏膜层，打开膀胱三角可见到输尿管支架。

1995）。事实上，我们可以将膀胱与子宫以及胎盘分开，但胎盘组织并不像肿瘤组织一样有侵袭性，因此并不是必须将其完全去除。胎盘植入膀胱并伴随新生血管生成是为了给缺乏子宫肌层血供的胎盘以额外的血供支持。膀胱部分切除可最大限度减少出血，同时也可简化手术操作，尽管它可引起年轻妇女膀胱容量的减少，但在良性病变手术中，可采取很多措施避免该并发症的发生。

膀胱有左右对称的两支血管供应，分别从膀胱上壁及膀胱下侧壁进入。膀胱上动脉起源于髂内动脉，膀胱下动脉来源于阴部内动脉或髂内动脉（Standring, 2008）。两支血管于膀胱肌层（逼尿肌）内广泛吻合，同时与阴道动脉分支吻合。由于存在广泛的吻合支血管，当在膀胱肌层内采用各种缝合止血方法时，不会减少该处的血流灌注。虽然栓塞可以影响血管网的血供，但多年来一直认为膀胱坏死是由栓塞颗粒反流进入髂内动脉系统造成的。在异常胎盘附着的情况下，膀胱和子宫之间的吻合血管网很常见，说明两动脉之间有直接联系。教科书上未曾描述该血管网，但最近在尸体解剖和手术学的书上有相关描述（Palacios-Jaraquemada et al., 2007）。

膀胱后壁解剖知识在通常的产科培训中少有涉及，因而产科医生也害怕进行该处的手术。膀胱损害、膀胱瘘以及难以预料的大出血均是该处手术常见的并发症。但是，膀胱后手术操作是可行的，采取一些简单的预防性措施就可以很好地避免这些常见的并发症。

起初，大家认为进行前壁胎盘植入手术并不需要了解膀胱的解剖结构。但是，随后发现当胎盘植入膀胱后壁时，术者必须熟悉膀胱及输尿管的解剖结构。在这类手术中，首先是打开膀胱腹膜返折，术者可用两把组织钳将膀胱提起，切记在提起膀胱时需夹住较多的膀胱组织，这样可避免损伤膀胱，也可使我们更容易辨别膀胱后间隙。打开腹膜返折应从圆韧带内侧开始，先做一个小的切口以便手术钳穿过，随后双重结扎腹膜和新生血管，再在两结扎线之间切断其间组织。胎盘植入的新生血管类似于静脉，管壁基层薄而易断裂，因而在分离时无法对其进行结扎；这些新生血管的自行断裂，使用电凝止血方法对该部位止血，均可能引起手术后再出血（Palacios-Jaraquemada et al., 2004）。

打开膀胱腹膜返折后，接下来需分离膀胱后血管丛，术者在进行该步操作时需要仔细、缓慢。胎盘植入的新生血管容易断裂且其血流速度非常快，因而在离断此处血管时需非常谨慎。有些病例中，结扎线之间的组织脆而少，此时，应靠近膀胱侧将其离断，因为一旦缝线脱落或再次出血，可对膀胱进行缝扎止血，此操作也较简单，缝合时可达膀胱肌层。另外一些病例中，由于致密粘连，术者不能很好地分离膀胱后间隙，因而使得解剖结构不清晰。在这种情况下，可在宫颈与膀胱之间找到一个相对清晰的通道，然后向上牵拉膀胱将其从胎盘侵入的部分逐步分离开来。这种方法称为膀胱后路径，该方法在分离膀胱后间隙时非常实用（Pelosi, 1999）。

当结扎完膀胱、子宫和胎盘之间的新生血管，可清楚地看见阴道顶端时，完成膀胱后间隙的分离，此时推开膀胱就可以进行阴道上段的操作。这样，这种类型的胎盘植入进行一步保守手术或子宫切除术才没有问题。解剖后，很容易找到膀胱肌层的缺陷，其中一些是因牵拉子宫瘢痕组织和膀胱粘连部位引起，另一些是较大的新生血管造成的小洞，均可用3-0可吸收线进行缝合。缝合后或者关腹时，需仔细查看膀胱后壁是否还有出血点。如进行了较大范围的膀胱壁修补手术，可使用Foley导管进行亚甲蓝灌注，从而发现遗漏的膀胱壁破洞（Palacios-Jaraquemada et al., 2004）。

一些学者主张，在前壁胎盘植入时行不同类型的膀胱部分切除以避免新生血管出血（Matsubata, 2010）。虽然膀胱后路径非常实用，但膀胱部分切除可导致年轻妇女继发膀胱容量减少。在我们的实验中，对超过450例患者行膀胱后间隙分离，没有一例进行了膀胱部分切除。分离膀胱后间隙需要时间和耐心，但它也是避免膀胱切除的最佳方法。

在有些病例中，即便对膀胱后间隙进行了精细的分离，膀胱仍出现了破损。我们推荐使用Allis钳钳夹正常的膀胱组织边缘后向下分离，直到分离出正常的膀胱组织。通常在边缘组织非常薄时建议将其切除，但并不是说必须要将其切除。如需保留，必须用可吸收缝合线进行缝合，且缝合需达膀胱全层。缝合后留置硅胶导尿管或者Foley导尿管7~10天，此时膀胱可初步愈合。护理时如发现导尿管被血凝块堵住，应立即将其更换而不是冲洗，因为冲洗造成的压力会使得膀胱内压力增加以致尿液渗入腹腔。

　　胎盘植入伴肉眼血尿时需引起特别重视,因为它通常可引起术中大量出血、弥散性血管内凝血(DIC),可能危及生命(Abbas et al., 2000; Shawish et al., 2007)。

　　局限的手术操作空间、丰富的侧支循环及持续肉眼血尿是膀胱后间隙分离手术出血风险增加、手术安全性降低的因素,因而对这类病例通常采取保守手术治疗。通常将胎盘原位保留,而后进行一处或多处的血管阻断,待血供减少后,术者再进行下一步的操作,这样相对更为安全(Lee et al., 2008; Gauthier et al., 2011)。然而在这类病例中,行子宫次全切及双侧髂内动脉结扎术减少出血的效果并不好。假如仍在出血,可压迫纱垫增加血流动力学稳定,同时再次手术以止血(Caliskan et al., 2003)。

　　胎盘植入膀胱三角区并不常见,这可能因为它并未被发现。在这种情况下,阴道子宫间的血管吻合系统明显变得丰富,尤其是膀胱三角区与宫颈之间的区域。这些血管吻合系统主要位于宫颈前唇,并通过膀胱下动脉与阴道内血管系统相连接。这些新生血管位于宫颈旁结缔组织内,因而几乎不可能安全地将其分离出来。在MRI矢状位上可能发现这类血管,但这种植入不是真正的侵袭到组织结构,而只是类似于侵袭行为。阴道和膀胱下动脉起源于阴部内动脉,因而通过结扎子宫动脉和髂内动脉前干支进行止血是不可能的。此类情况下,在分离膀胱后间隙前,需进行肾动脉平面下腹主动脉阻断术或髂内动脉、腹主动脉球囊封堵术以减少出血。由于这些止血方法在大多数医院都还无法开展,子宫切除也是一种可选择的办法。

　　几年前,当怀疑前壁胎盘穿透性植入时,常将膀胱镜检作为术前诊断的一种方法。虽然这种方法并不合适,但它提供的有效信息似乎能弥补其不合适之处。总结100多例膀胱镜检的相关信息发现,膀胱镜检所见与胎盘植入的程度及手术难度并无相关性。且理论上,膀胱镜检时需将膀胱充盈扩张,而这项操作可造成胎盘植入时新生血管的断裂。而且,将膀胱膨胀也并不合逻辑,因为这些血管在膀胱内本不可以看到。如前所述,新生血管的作用是为胎盘提供额外的血供,这些血管位于膀胱肌层内而不是膀胱壁的黏膜层。但是,部分胎盘植入行膀胱镜时可以看到一些血管吻合支,但也并不清晰。另外,在膀胱中找到胎盘组织也是少见的(Mashiah et al., 1988)。

3.5 输尿管解剖

熟知盆腔输尿管的解剖可以在妇产科手术中避免损伤。输尿管长约30 cm，一半位于腹腔，一半位于盆腔。输尿管进入骨盆时，跨过髂内外血管。盆腔内约一半输尿管走行于骨盆漏斗韧带中，这个标志有利于识别输尿管，因为它仅被后腹膜覆盖。直肠旁间隙中，盆腔内输尿管约在卵巢动脉分支内侧2 cm或者子宫骶韧带外侧2 cm。因为输尿管的血供变异较多，切开时可以导致血管损伤。对此，我们应该知道输尿管腹腔段从内侧接受血管分支，而输尿管盆腔段从外侧接受血管分支。因此，推荐从内侧切开盆腔段输尿管以避免输尿管血管损伤。当直肠旁暴露后必须找到输尿管时，应采取从内侧解剖入路方式。因为从前面直接识别输尿管是非常困难的，所以推荐在输尿管周围打通经宫旁的通道。通过这个简单的方法，可以在腹膜下脂肪中看到输尿管前骨盆段。可以应用橡胶带或者一股5号或7号丝线移动输尿管直至膀胱解剖完成。因为子宫动脉及其分支，前面的解剖可能会遇到一些困难，但在影响安全解剖的情况下（如子宫旁胎盘植入），为了避免不必要的损伤，这很可能是最好的方法。

胎盘植入造成的输尿管损伤是一个很复杂的问题，它的治疗取决于其性质和发现异常的位置。输尿管胎盘植入是由胎盘宫旁植入引起的新生血管大量增生造成的，而不是由胎盘组织本身所致，这种情况不常见但很难处理（Caliskan et al.，2003）。保守手术将胎盘留于原位存在一个明显的问题，即手术操作主要是在子宫上段，远离胎盘植入的常见部位和其损伤的输尿管。

应该注意的是，单纯的保守手术和子宫切除术治疗胎盘植入有引起输尿管损伤的风险。若留置输尿管导管这类方法仍不能阻止胎盘组织引起的损伤，手术分离损坏部位则非常必要，因为稍有不慎就可能结扎或者切除输尿管（图3-12和图3-13），尤其是在胎盘宫旁植入的病例。通常，胎盘宫旁植入通过向前植入输尿管，但也有部分病例是向后植入输尿管的。因为胎盘植入，输尿管被推向中间位置，这个位置变化非常危险，因为输尿管由于新生血管而不清楚或不经意被结扎。

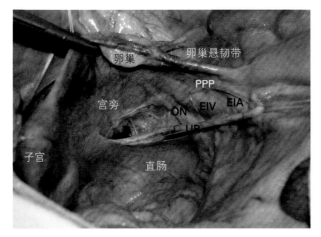

图3-12 新鲜尸体解剖（右侧骨盆上面观）：输尿管（UR）离卵巢动脉约2 cm并与其并行，它跨过髂外动脉、静脉及闭孔神经（EIA-EIV-ON）。输尿管跨过髂内血管后，在输尿管上方宫旁组织内可以打通一条隧道以便识别宫颈旁的输尿管。PPP：原始后腹膜；EIA：髂外动脉。

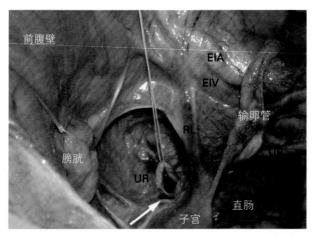

图3-13 新鲜尸体解剖（右侧骨盆上面观）：打开膀胱子宫腹膜返折后，可以在盆腔腹膜后脂肪组织中找到输尿管。白色箭头所指为子宫动脉。UR：输尿管；EIA：髂外动脉；EIV：髂外静脉；RL：圆韧带。

对于侵及子宫S2区域的胎盘植入病例,会进行大范围的切开,血管结扎以及植入胎盘组织的切除,在这些手术中通常不去查找输尿管的损伤(由结扎或切除引起的)。但是,假如发现了损伤,最好的选择就是立即叫泌尿科医生会诊。

假如输尿管已经被结扎了,建议清除结扎并评估输尿管的情况。如果结扎不是很紧,输尿管外表看起来比较健康,应该完成子宫的手术操作,必要时监测输尿管的情况。如果发现颜色改变和输尿管肌性活动消失,则估计输尿管损伤明显,此时一个简单的办法是切除损伤部位,插入双J管,用5-0可吸收线将两近端缝合3针。切除损伤部位的目的是避免可能出现的输尿管瘘或者因纤维化引起的迟发性梗阻。

在发生切开引起的输尿管损伤时也推荐置入双J管。如果缺损非常小(长1 mm或2 mm),双J管可通过损伤的部位置入,手术操作可以完成。缺损比较大时建议切除损伤部位,输尿管结扎后也可以采用同样的方法。

子宫切除时意外结扎输尿管常表现为术后急性腰背痛,一般在术后1~2天出现。产科医生应该高度警惕,因为这个症状可以被术后镇痛药物所掩盖。即使表现为部分输尿管扩张,超声扫描可能难以将其与妊娠期子宫压迫引起的输尿管生理性扩张区分开来。当怀疑是因结扎引起的扩张,CT成像有帮助,并且对于排除复杂子宫切除术后输尿管损伤的诊断很有必要,尤其是因胎盘植入引起的损伤。对于输尿管梗阻的病例,可进行逆行膀胱输尿管造影。这项检查可以明确诊断,部分病例还可以显示外源性的压迫,通常是血肿所致。此时,行内镜下的双J管植入可以解决这个问题,一直到外源性的压迫解除。

胎盘植入治疗后,如通过放射学或内镜的检查发现了输尿管损伤,行一期修补是不可能的,最常见的解决输尿管下段损伤的办法是输尿管再植术。这必须由专家来操作,将健康的输尿管插入膀胱肌层管道,以防止反流。虽然不同专家的做法有所不同,1周内发现输尿管被结扎或者切除,可以在行经皮肾穿刺术后,再行重建手术(图3-14)。如果输尿管损伤发现得更晚,应该2个月后再行手术,因为这个时候纤维化已经减弱。

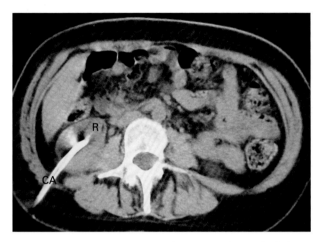

图3-14 计算机断层扫描（CT，轴向平面）：术中如意外结扎输尿管，可选用经皮尿路引流直至泌尿系完全恢复。R：右肾；CA：经皮肾穿刺导管。

视频3-3 近端输尿管解剖（新鲜尸体解剖）

骨盆漏斗韧带是识别盆腔段输尿管的最佳标志。在骨盆漏斗动脉内侧2 cm处打开后腹膜，很容易便能找到输尿管。我们建议从内侧缘分离输尿管，因为输尿管血管从外侧缘进入输尿管。这样做是安全可行的，可避免输尿管血供受损。在宫旁组织中从后路分离输尿管也是可行的。同时也推荐打通一条输尿管隧道以将其从膀胱旁间隙中分离出来，这个间隙位于腹膜反折下方，其内有许多血管，并由脂肪组织充填。如果某个器材可穿过隧道部位输尿管，我们能通过触摸这个器材来识别输尿管。这个操作很简单，而且即便是在出血或者是血肿存在的情况下也能很精确地识别出输尿管。

——http://dx.doi.org/10.1515/9783110282382_v3.3

视频3-4 远端输尿管解剖（新鲜尸体解剖）

打开宫旁组织表层腹膜，可进入盆腔腹膜下间隙，将脂肪组织钝性分离，找到输尿管，用橡胶带或5号丝线牵引输尿管。在输尿管内侧缘轻柔地将输尿管血管从输尿管上分离出来，直到到达输尿管与膀胱连接处。

——http://dx.doi.org/10.1515/9783110282382_v3.4

视频3-5 胎盘植入输尿管置管术

在胎盘植入宫旁输尿管或者因胎盘植入计划行子宫全切时,建议行输尿管置管术。技术熟练时,置管所需时间短,但在某些情况下,操作难度很大。当胎盘广泛植入宫旁组织时,导管很难通过输尿管进入肾盂。在宫颈和膀胱三角间血管增生时,置入输尿管导管异常困难。这些增生的组织使输尿管开口位置改变,加大了输尿管插管难度。置管操作时需十分谨慎,如操作过程中出现肉眼可见的血尿,需立即停止操作,以免出现不可控制的大出血。

——http://dx.doi.org/10.1515/9783110282382_v3.5

视频3-6 胎盘植入膀胱镜检术

最开始的图片所示是胎盘植入剖宫产术后图像。胎盘植入时在膀胱镜下通过黏膜层可见到新生的血管。值得注意的是,胎盘植入时并不表现出某种特定的图像。一侧输尿管开口充血,但是并没有出血。肉眼血尿和膀胱镜下能看到胎盘组织都是非常罕见的。供应膀胱肌层的血管可为胎盘提供额外血供,这个过程所涉及的血管不容易经内镜探查到,在外科手术中也不易被发现。膀胱镜检时充盈膀胱,这会对新生的血管产生一定的压力,从而使得它们在镜下难以被发现。

——http://dx.doi.org/10.1515/9783110282382_v3.6

视频3-7 输尿管游离术(直播)

在部分胎盘植入宫旁组织的情况下,不能进行输尿管插管或者是插管失败。视频直播的是手术过程中输尿管的识别。如前所述,上段输尿管比下段输尿管容易鉴别。随后,可用橡胶管轻柔牵引输尿管,自内侧缘将其游离直到到达宫颈两侧。

——http://dx.doi.org/10.1515/9783110282382_v3.7

3.6 盆腔内间隙解剖

女性骨盆腔是一个复杂的三维解剖空间,包含生殖、泌尿、胃肠系统。这些系统由骨骼、肌肉、韧带以及相应的血管和神经系统构成。了解盆腔不同结构之间的相互关系是确保骨盆内手术成功的必要条件(Dietrich et al.,2008)。

Pfannenstiel切口最早在1900年有相关描述(Meeks,1996),现在是妇产科手术中最常用的下腹部横形切口。通常位于耻骨联合上方两横指处,是盆腔的最佳入口。后出现多种改良的Pfannenstiel切口,据研究说是可更好地暴露手术视野(Maylard, 1907; Cherney, 1944)。这些改良式方法或切开或分离腹直肌,横行打开腹膜进入腹腔。虽然这些方法有利有弊,但现在并不常用,可能因为操作上更复杂,或者说虽然能够提供更大的开口,但其实并无实际意义。

盆腔腹膜外区域是典型的无血管区域,盆腔脏器分别来源于不同的胚胎结构。在骨盆纵轴上,盆腔内间隙分为耻骨后间隙、膀胱阴道间间隙、直肠阴道间间隙及直肠后间隙。横轴上,分为膀胱周围间隙和直肠周围间隙,两个间隙由主韧带分开(Dietrich, 2008)。在胎盘植入手术中,熟悉这些盆腔内间隙解剖结构可以避免非必要的泌尿系和血管结构的损伤,这是保证手术安全性的关键之处。在某些大出血的产科手术中,必须对膀胱前间隙、膀胱后间隙和直肠旁间隙进行处理,尤其是在S2区域。子宫体S2区域90%以上的血管存在于盆腔腹膜外。在胎盘植入、穿透性胎盘植入、宫颈妊娠、子宫下段破裂、阴道上段撕裂和产后盆腔血肿等手术中都需要熟悉腹膜外间隙的解剖学知识。

胎盘植入在以上所述疾病中最为常见,在该手术过程中,我们需要处理好膀胱后间隙、膀胱旁间隙和直肠旁间隙。在胎盘植入或穿透性植入病例中,完成子宫切除和一步保守手术时,打开膀胱后间隙是至关重要的步骤。虽然新生血管让这一步骤看似不可能实施,但通过如下描述简单地对其进行处理后,分离膀胱间隙就不再复杂了。首先用两把Allis钳轻夹住膀胱,然后将其提拉以增加膀胱后壁和子宫前壁之间的间隙(图3-15)。然后,找到膀胱子宫返折腹膜,并靠近子宫侧将其打开。切开一小切口后,用外科钳夹住膀胱子宫返折腹膜包括所有可见的及隐匿的新生血管。双重结扎膀胱和胎盘植入子宫肌层间的侧支血管,而后切断(图3-16和图3-17)。重复此操作直至子宫两侧全部分离。这时候可以看到分两层的宫旁组织和盆腔腹膜外间隙的脂肪组织,可以找到子宫动脉并在宫旁脂肪组织中游离输尿管骨盆段至骨盆侧壁。挪动Allis钳至膀胱中段使膀胱和子宫之间形成夹角,继续结扎血管直至到达子宫颈和阴道顶端处(图3-18)。我们可在胎盘植入、穿透性胎盘植入和宫颈妊娠

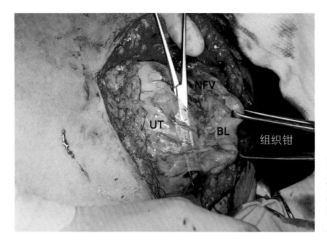

图3-15 用Allis钳将膀胱提起,使得术者有足够空间结扎膀胱和子宫间的新生血管。BL:膀胱;UT:子宫;NFV:新生血管。

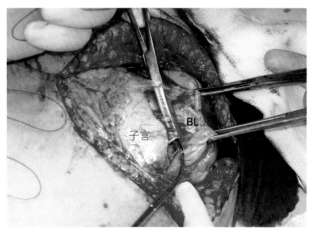

图3-16 由于新生血管缺乏胶原蛋白及肌层,止血时建议将其结扎,使用电凝止血可能造成迟发性出血。BL:膀胱。

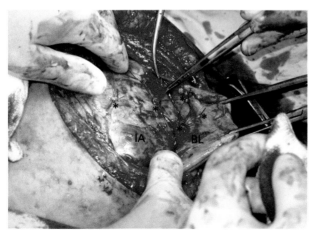

图3-17 将新生血管离断后的膀胱–子宫解剖图(星号所示)。BL:膀胱;IA:胎盘植入区域。

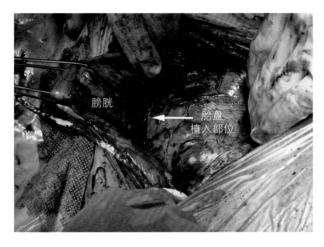

膀胱

胎盘
植入部位

图 3-18 当分离至阴道上段
及宫颈时，完成膀胱子宫分离，
此时，膀胱子宫之间（白色箭头
所指）无新生血管存在。

病例中使用此项手术。无论是否切除子宫，分离膀胱后间隙均可让手术视野
变得清晰。

　　当胎盘植入宫旁组织时，术中推荐打开膀胱旁间隙。此处手术操作空间
局限且位置很深，在胎盘组织和丰富的新生血管中找到输尿管是最关键的步
骤。由于输尿管与周围的血管（如膀胱下动脉、阴道动脉）、胎盘和脂肪组织紧
密相连，首先必须要找到而后再将它从其他组织中游离出来。如前面我们提
到的，通过直肠旁间隙找输尿管的方法。

视频 3-8　腹膜后间隙解剖（新鲜尸体解剖）

盆腔腹膜下间隙与腹膜后间隙广泛相通，该视频显示的是腹膜后间隙与盆腔间隙的解剖。S2区
域胎盘植入行子宫次全切术时，可引起腹膜后的出血，该部位的出血隐蔽而不易发现。据报道，
在美国，因仅探查盆腔而疏漏的腹膜外血肿时常发生。一项回顾性研究表明，我们必须对整个腹
部进行仔细探查以发现腹膜后血肿。在S2区域胎盘植入行子宫次全切或保守手术的患者，术后
如出现血压降低，但没有阴道内及腹部出血时，提示可能有腹膜后部位出血。如果探查未发现异
常，需紧急行CT检查或剖腹探查术。

——http://dx.doi.org/10.1515/9783110282382_v3.8

3.7 近端血管阻断技术

在子宫保守性切除或根治手术中,解剖是非常困难却又是十分必要的。但如果有明显活动性出血,想让解剖结构变得清晰是不可能的。

胎盘植入大出血可能出现一系列手术并发症,包括休克、凝血功能异常、多器官功能衰竭和死亡。在胎盘植入时,不做任何预防性减少出血的措施,即便对技术精湛的手术医生来说都是个糟糕的决定。胎盘的血流速度大概是500~700 ml/min,有效地控制血流速度可增加手术成功率。因为盆腔存在大量相互交通的血管网,了解侧支循环的血供对于选择最有效的血管阻断方式至关重要。

3.7.1 主动脉

肾下腹主动脉是指在肾动脉平面以下和腹主动脉分叉以上之间的一段主动脉(图3-19)。主动脉段在腹膜后方沿脊柱走形,肾下腹主动脉发出分支血管——卵巢动脉、肠系膜下动脉和腰动脉。其中四对腰动脉为腰部肌肉和脊髓提供血供。在第四对腰动脉和主动脉分叉之间的主动脉上没有分支血管,因而通常在这个部位进行腹主动脉阻断,可选用钳夹(如无损伤钳)、5号丝线或橡胶管阻断血流(图3-20)。由于大多数血管吻合支的起源部位均低于此

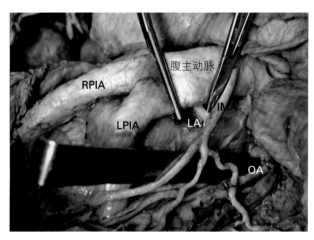

图3-19 防腐尸体解剖(腹主动脉上面观):如图所示,主动脉分为左、右髂总动脉(LPIA-RPIA),在该分叉处用血管夹夹闭主动脉时,肠系膜下动脉(IMA)、腰动脉(LA)、卵巢动脉(OA)仍有供血。

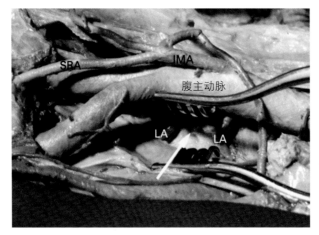

图3-20 防腐尸体上将乳胶注入血管解剖图（腹主动脉左上侧观）：白色箭头所指为第三腰动脉与第四腰动脉之间的间隙，我们通常在此处用血管钳或7号丝线对血管进行阻断。LA：腰动脉；IMA：肠系膜下动脉；SRA：直肠上动脉。

处水平，肾下腹主动脉阻断或钳夹是一种合理的控制盆腔出血的近端血管阻断方式。这种血管阻断位于腰动脉平面以下，不至影响脊髓的血供。腹主动脉血管阻断有血管外或血管内阻断方式。体外压迫可以用手或特殊的装置进行。孕妇在脐水平处用双手压迫可以显著减少其股动脉血流（Riley et al., 1994）。有研究表明，腹壁外加压达40 kg/cm² 或者41 kg/cm²，可100%阻断股动脉血流（Soltan et al., 2009）。剖宫产术中进行主动脉阻断简单易行：将子宫提出盆腔后，大盐水垫排开乙状结肠，暴露骶岬处主动脉外后腹膜，在该处骨平面上压迫主动脉就可将其阻断。

　　肾下腹主动脉横行钳夹术应该由专家或者由经过专业培训的外科医生来操作，因为手术时需要精确辨别主动脉-下腔静脉间隙。手术时必须先打开主动脉外筋膜，忽视这个细节可能导致下腔静脉损伤而引起一系列并发症。切开腹主动脉外筋膜后，用折叠的7号丝线穿过肾下腹主动脉，如果需要马上止血，可拉紧丝线。有研究表明，在胎盘植入时，该手术是避免严重出血的一种简单而有效的方法（Palacios-Jaraquemada, 2001），与使用器械横行钳夹一样有效（Chou et al., 2010）。

　　肾下腹主动脉可通过放置血管内球囊（图3-21）进行阻断。腹主动脉球

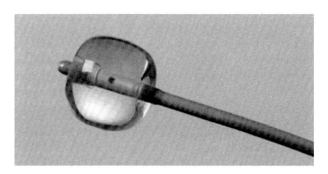

图3-21 用于主动脉血管内阻断的伯恩斯坦乳胶球囊。

囊放置需由经验丰富的介入放射科医生进行操作,于1995年第一次应用于控制产科大出血(Paull et al., 1995)。肾下腹主动脉球囊放置术可有效控制许多重要的侧支血管出血,同时操作更为简单,且放置部位血管管壁较厚,相对于双侧髂内动脉阻断更有优势,髂内血管阻断需两侧操作。该手术操作简单、操作时间短且血栓栓塞风险更低。该手术在股动脉处进行穿刺,沿股动脉经过主动脉分叉处后将球囊放置在肾下腹主动脉处,而后用生理盐水充盈球囊从而阻断主动脉,股动脉搏动消失表示手术有效。相关研究表明,对胎盘植入患者运用腹主动脉球囊预置控制术中出血是安全有效的(Andoh et al., 2011;Masamoto, 2009)。近年,也有人将其运用于其他盆腔大出血的情况(Martinelli et al., 2010;Tang et al., 2010)。

部分学者对肾下腹主动脉阻断持保守意见,认为它可能影响了脊髓的血供。可是,相比较使用该种方法治疗动脉瘤而言,产科手术中球囊放置在主动脉分叉稍上方,这样可避开所有供应脊髓和马尾的腰动脉分支及变异支。

肾下腹主动脉横行钳夹或阻断后部分侧支循环仍然存在,因盆腔血供除主动脉外,还包括其他血供如卵巢动脉、胸廓内动脉、腹壁下动脉、肠系膜下动脉等。

3.7.2 髂总动脉

由于髂内动脉阻断效果各异,一些学者提出,将球囊放置在双侧髂总动脉内以减少出血。有研究表明,在胎盘植入和宫颈妊娠手术中,行双侧髂总动脉

视频3-9　主动脉解剖（新鲜尸体解剖）

这是腹膜后间隙的总体观。打开后腹膜，暴露降主动脉，将主动脉外膜打开，并沿着血管走形，将腹主动脉与下腔静脉分离开来。如果技术不熟练，将腹主动脉和下腔静脉分开是非常危险的，因为这样很可能损伤下腔静脉。如果不能放置主动脉球囊导管，临时将肾下腹主动脉（即腹主动脉分叉以上）部位扎紧，能很好地控制迅猛的出血。对于非专业的手术者，在骶岬处从血管内部阻断或外部压迫都能达到很好的止血效果。

——http://dx.doi.org/10.1515/9783110282382_v3.9

视频3-10　主动脉球囊放置

在肾下腹主动脉内放置球囊是控制盆腔出血最有效、最精确的止血方法之一，尤其适用于术前发现胎盘植入S2区域并决定行子宫全切术的情况，因为它能阻断这个区域所有侧支循环的血供。从股动脉处穿刺，将球囊放置在腹主动脉分叉处下方，介入科医生测量完全阻断主动脉血供所需的球囊充盈生理盐水量，而后立刻将生理盐水抽出，以保证胎儿的供血。如需紧急止血（如子宫切除术时），介入科医生立即使用预测剂量生理盐水充盈球囊，腹主动脉血流便立即被阻断了。

——http://dx.doi.org/10.1515/9783110282382_v3.10

球囊阻断是有效的（Shih et al., 2005; Yang et al., 2007）。这种血管阻断方式之所以有效，是因为它通过阻断髂内动脉的后干，阻断了来自阴部内动脉的侧支循环，同时也阻断了可为盆腔提供血供的股动脉吻合支。阻断双侧髂总动脉的安全时间大约为90 min，由其供血的骨骼肌耐受缺血时间来决定。双侧阻断可增加相关并发症的风险，但还没有大样本研究证实其真实性。动脉球囊预置术在孕妇可能引起特发风险（Sewell, 2006）。

在某些后壁胎盘植入或穿透性植入或血管变异的情况下，双侧髂内动脉球囊导管预置术的止血效果可能并不理想。后壁胎盘植入与前壁胎盘植入（占90%以上）是不同的，它主要与多次人流造成子宫内膜和肌层损伤有关。这些情况下，直肠上动脉的子宫侧支循环（CPU支）异常扩张，而该动脉的起源平面高于髂动脉球囊放置部位，这可能也是后壁胎盘穿透性植入或产褥期子宫切除时大出血的原因。

虽然髂总动脉阻断是一种有效控制盆腔血流的近端血管阻断方法,但一些未知的胚源性变异可影响它的效果,甚至产生严重的并发症(图3-22和图3-23)。遗存坐骨动脉是一种罕见的血管畸形,胚胎时期就代替了髂内动脉和轴心动脉成为盆腔和下肢主要的供血动脉。它通常起源于腹主动脉,取代了髂内动脉及其分支。当它存在时,股浅动脉通常发育不良或者是不发育(Paraskevas et al., 2004; van Hooft et al., 2009)。遗存坐骨动脉患者行双侧髂内动脉阻断时,尽管下肢的血氧饱和度为100%,股动脉搏动仍会消失。遗存坐骨动脉通常沿着髂内动脉走行并从后方环绕股骨头。在动脉栓塞时了解是否存在此变异动脉是至关重要的,如果将遗存坐骨动脉与髂内动脉混淆,治疗性的血管内栓塞可能导致下肢缺血坏死。动脉造影技术可以避免栓塞此罕见的变异血管(Hsu et al., 2005)。

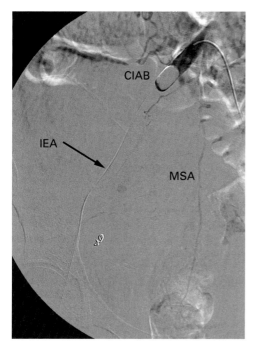

图3-22　数字减影盆腔动脉造影:充盈髂总动脉球囊(CIAB),股动脉无搏动,但下肢血氧饱和度却接近100%。该图中唯一可见的血管是骶正中动脉(MSA),但它不能为下肢提供足够的血运。黑色箭头所指为髂外动脉内的导丝(IEA)。

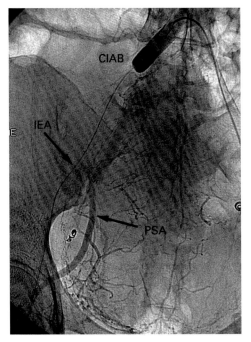

图3-23 数字减影盆腔动脉造影：在髂总动脉（CIAB）分叉上方注入造影剂，使得坐骨动脉可以持续显影，遗存坐骨动脉（PSA）跨过股骨颈后方为下肢提供血供；虽然该动脉不常见，但介入放射科医生必须要知道该动脉的存在，以免将其与髂内动脉混淆；如将其栓塞，可造成下肢缺血坏死。黑色箭头所指为髂外动脉内的导丝（IEA）。

3.7.3 髂内动脉

髂内动脉结扎可能是盆腔血管控制的最古老的方法。关于它应用的第一次报道是在19世纪初，之后也被应用于妇科、产科和创伤科出血的止血。然而，不同情况下运用它可能起到的作用也是有争议的，因为有时候证明有用，有时候又是没用的。芝加哥伊利诺斯大学伯切尔（Burchell）1964年、1966年、1968年的文章中充分体现了髂内动脉结扎带来的生理学改变。他发现在髂内动脉结扎点以外阻断的血流立即被广泛的侧支循环血管网所取代。这个发现改变了髂内动脉结扎在盆腔血管控制中的应用。最近有文献（Iwata, 2010）研究采用髂内动脉结扎处理不同程度胎盘植入患者时出血量的差异，以及胎盘植入程度和病理改变不同在剖宫产子宫切除时出血量亦有差异。结果表明在这些胎盘附着异常行髂内动脉结扎的患者中，平均出血量和病理情况都没有显著意义。

自从盆腔血管栓塞技术启用后，阻断髂内动脉用于控制盆腔大出血又重新兴起了（Dubois et al., 1997）。这一时期，髂内动脉阻断和栓塞操作很简单。许多年以后，第一例球囊阻断髂内动脉用于胎盘植入患者的血管控制（Levine et al., 1999）。这项研究发现，对需要剖宫产子宫切除的患者用球囊阻断盆腔动脉和未进行球囊治疗的病例进行比较，手术结局并未得到改善。双侧髂内动脉阻断的效果随机且低下（Clark et al., 1985）。因为这个原因，球囊导管不能取代相反地要与盆腔血管栓塞相结合。这就避免了髂动脉导管置入的肝素化，因为肝素化可使得球囊充盈前出血加剧。解决这个问题的一个方法是，通过导管注入肝素化的生理盐水，完成止血后迅速移除导管（Greenberg et al., 2007）。髂内动脉结扎或血管内阻断在血流动力学上有着相似的结果，这很容易理解。最近关于行双侧髂内动脉结扎的超声声像的研究表明，结扎和未结扎的妇女子宫动脉、弓形动脉和卵巢动脉的多普勒流速波形没有明显差别（Yildirim et al., 2009）。这些发现表明，这种结扎不影响生殖器官供血，也意味着它的止血效果不好。这些发现与伯切尔的研究和之前提到的一些研究相吻合。所以，那些研究者报道的髂内动脉结扎所带来的好处是单纯动脉结扎带来的，还是因为同时采用了其他手段，如手术、血管栓塞、促凝等引起的，这一点还需要思考。髂内动脉结扎后形成的侧支循环血管立即使盆腔血供得以恢复（Mayer et al., 1975; Burchell et al., 1968）。这些补充盆腔血管系统的侧支血管网非常丰富，可以在髂内动脉结扎或阻断后立即恢复供血（Palacios-Jaraquemada et al., 2007）。

　　侧支血管网包括闭孔动脉、阴部内动脉、臀下动脉、阴道动脉、腰动脉、卵巢动脉、腹壁动脉、骶正中动脉、骶侧动脉和股深动脉等，形成丰富的血管网（图3-24）。年轻妇女的这些网络可以在结扎或栓塞髂内动脉后，迅速恢复盆腔脏器的血供。而年纪较大的患者由于动脉粥样硬化致主要血管堵塞，盆腔新生吻合血管变得粗大。

　　要想精确地了解髂内动脉血管结扎或者栓塞成功还是失败是非常困难的，但从解剖生理上分析，这些控制盆腔大出血的方法并没有哪种最佳、最安全或者最有效（Dilauro et al., 2012）。盆腔吻合系统主要是垂直的，因而需通过双侧髂内动脉结扎或者阻断以达到最低出血量。髂内动脉阻断或结扎主要

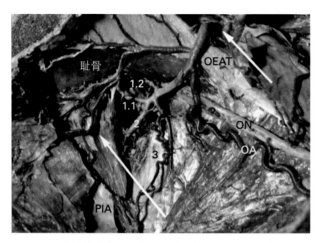

图3-24　注射乳胶充盈血管的尸体解剖图（右上闭孔窝观）。股动脉和髂内动脉前干支、后干支间致密的血管网清晰可见。右侧箭头显示了髂内动脉前干分支，左侧箭头显示了髂内动脉侧支循环的走行方向。在这两个系统中，闭孔上吻合支（OEAT）连接髂外动脉系统，将闭孔动脉（OA）和股动脉的耻骨下支（1.1，1.2）、臀下动脉（2）、阴部内动脉（PIA）等联系起来，即为标号3所示，ON指闭孔神经。

作用于动脉的前干，而后支的第一主干和阴部内动脉不受影响。因为阴部内动脉提供了腹膜返折以下生殖区域90%以上的血供，髂内动脉前支的阻断或结扎对S2区域生殖系统的止血无效（Palacios-Jaraquemada et al.，2007）。

　　为避免血管并发症的发生，建议结扎髂内动脉前干支。因为辨别髂内动脉后干支非常困难（图3-25），网上很多类似的影像资料都是结扎髂内动脉的主干。熟练掌握后腹膜解剖，对于在结扎髂内动脉时减少术中和术后并发症很有必要（Camuzcuoglu et al.，2010）。髂内动脉结扎并发症的发生概率尽管很低，但可能出现输尿管损伤，臀肌血供减少（因为结扎髂内动脉后支），意外的髂外动脉损伤导致下肢缺血，髂内静脉损伤导致不稳定患者进一步出血（Yildirim et al.，2009）。

　　髂内动脉结扎的另一顾虑是，动脉主干结扎需要使用特殊的方法，因为不充分切开动脉外筋膜可能引起髂内静脉严重损伤。解剖髂内动脉时，偶然损伤髂内静脉虽然不常见，但可能在已有的盆腔出血基础上引起大出血。这些并发症可能导致患者迅速死亡。有关髂内静脉损伤并发症的报道（Rao et al.，

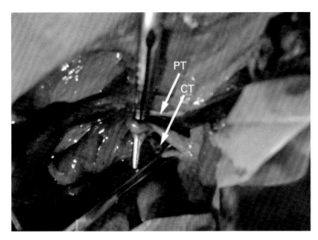

图3-25　新鲜尸体解剖（右侧骨盆上面观）：髂内动脉前干支（CT）是近端血管，后干支（PT）只有在仔细分离并将部分血管移开后才能看到。这两个干支都靠近输尿管。

1978）很少，且大多数是个案报道。一则病例报道，某患者在开放性前列腺切除术后，为了止血行髂内动脉结扎术而损伤髂内静脉，由于大量失血最终输血16 000 ml（Korusić et al., 2009）。

假性动脉瘤不常见，但却是髂内动脉结扎的一个可能并发症。印度一项研究表明，对已行该结扎的患者进行随访是必要的（Naujundan et al., 2011）。子宫动脉假性血管瘤也是产后出血少见的原因，可以通过栓塞此血管进行治疗（Raba, 2009）。

除了前面提到的并发症，髂内动脉结扎后行盆腔血管栓塞，可以导致相互交错的血管网中侧支血管堵塞，引起组织坏死（Zanati et al., 2010）。

进一步说，髂内动脉结扎后不可能再进行下一步的栓塞，因为它已经关闭了盆腔的主要血管。这种情况下，唯一能进入盆腔的路线为自髂外动脉、股动脉、股深动脉、旋内动脉、闭孔动脉吻合进入。有一例报道为在双侧髂内动脉结扎后通过这条途径去控制阴道出血。该手术持续数小时，并且液体和血液需要量巨大，最终患者的存活得益于血管外科医生熟练和精确的临床处理。

视频3-11 髂内动脉结扎术

该视频模仿剖宫产术中髂内动脉结扎。暴露直肠旁间隙可以找到输尿管,输尿管旁即是髂内动脉。视频中所见为髂内动脉常见的主干支。在静脉中直接将动脉分离是非常危险的,因为在将动静脉分开前必须打开动脉血管外筋膜。髂内静脉一旦损伤,很难修复,故结扎髂内动脉时一旦将其损伤,后果不堪设想。如果在患者大出血或休克时发生,该患者的生存率极低。在一些地区,经常对医生进行髂内动脉结扎手术的培训,但这并不能保证该手术的成功率。尤其是在胎盘位置较低时,该手术的成功率不超过60%。应该记住的是,结扎该动脉必须双侧进行,因为骨盆血管系统是垂直走行而非水平走行的。另一个问题是需要识别髂内动脉的后干支,因为它是在两个静脉之间走行的。髂内动脉结扎后可能并发脏器缺血性症状,结扎后如仍有出血,再次进行血管栓塞是不可能的了。

——http://dx.doi.org/10.1515/9783110282382_v3.11

视频3-12 髂内动脉解剖(在新鲜尸体上进行)

卵巢动脉内侧、身体中线旁开2 cm处找到盆腔段输尿管。移开输尿管可识别髂内动脉。需注意区分髂内动脉和髂外动脉,有时术者会将髂外动脉与髂内动脉前干支混淆。因而,视频中将髂内动脉后干支分离出来以充分暴露髂内动脉。在出血严重的情况下,结扎双侧髂内动脉是危险且无效的,在手术前应充分考虑到这点。

——http://dx.doi.org/10.1515/9783110282382_v3.12

3.7.4 子宫动脉

女性生殖系统特殊动脉分支的处理与手术中止血息息相关。了解这些动脉分支的知识是女性生殖系统止血、去血管化和子宫部分切除的关键。子宫是一个中位器官,它的血供主要由子宫动脉和卵巢动脉供给,另有部分血供来自阴道或周围器官的侧支血管(图3-26)。在胎盘植入时,了解这些血管分支对止血非常重要。这些知识在保守治疗中至关重要,而新生血管来源在子宫切除中并不重要,因为它们将被全部切除。

胎盘附着异常的S1区域,子宫血管供应网络非常简单。在子宫下端旁无血管区子宫动脉后面打两个洞,之后用橡胶止血带环绕子宫下段形成一个袢,然后拉紧压迫肌层,阻断子宫动脉和下面的侧支血管(阴道动脉、直肠下动

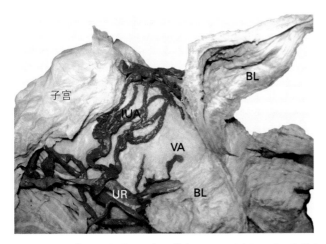

图3-26 尸体解剖标本（子宫血供的正面观和侧面观）：膀胱（BL）切开成两部分，以便观察子宫内血管吻合系统（IUA）；该血管吻合系统和子宫肌层表面的子宫动脉相互交通，同时也与阴道上动脉、阴道下动脉相互交通；在前置胎盘的病例中，将该吻合系统进行栓塞是非常困难的，因为它的吻合支广泛与子宫、阴道和膀胱内血管相互连接，通过压迫缝合对该部位的止血（如方块缝合）相比血管栓塞止血效果更佳。UR：输尿管；VA：阴道。

脉）。除此以外，使用两个动脉夹夹住子宫角下区域以阻断卵巢动脉的子宫分支。这个技术几乎阻断了所有子宫血供，从而可以进行胎盘附着部位组织切除、止血和子宫修补而不造成出血。

胎盘植入S2区域处理非常困难，因为需要对侵入组织进行精细的解剖和暴露，从而依次实施准确的血管控制（如双侧肾下腹主动脉或髂内动脉），然后仔细地切开和逐步地结扎。

当异常胎盘附着于S1区域，子宫止血的方法，如赵（Cho et al., 2002）和佩雷拉（Pereira et al., 2005）的技术优于林奇（B-Lynch et al., 1997）或者海曼（Hayman et al., 2002）的技术。赵和佩雷拉的方法阻断了子宫后壁的侧支吻合血管，这些血管起源于直肠和阴道上动脉，通常在异常胎盘附着时膨大增粗。通过双侧子宫动脉结扎来控制S2区域出血是无效的，因为前置胎盘或胎盘植入S2区域的子宫血管起源于阴部内动脉而不是子宫动脉。选择性动脉结扎治疗胎盘植入的S2区域，是控制这个区域出血的一个选择，可以在识别和切开后通过打结去除这些血管分支。这个技术需要较大范围推开膀胱和识别输尿管，因为阴道血管分支正好位于膀胱下方。虽然赵的技术需要较大范围推开膀胱，但它在控制S2区域的止血时非常简单、快捷、有效（Palacios-Jaraquemada, 2011）。

许多控制子宫循环的止血方法在已存在凝血障碍时，也不能有效控制胎盘部位的出血，多种方式的结合（B-Lynch/Cho, Cho/Hayman）也未必能达到预期的止血效果，恢复凝血功能才是获得满意止血效果的前提。

4 手术技巧及方法

4.1 不同情景下的治疗方法

目前没有一个完美的诊疗方案可以处理每一种类型的胎盘植入，以下主要通过若干示意图，展示不同类型的胎盘植入。示意图的相关变量包括患者本身情况、医院的资源环境和产科医生的救治水平。事实上，即使在同一家医院，对同一种类型的胎盘植入处理方式可能也会有所不同，这取决于当地的条件、医疗水平或可用的医疗资源。下文将讨论胎盘植入最常见的表现形式以及最安全的治疗方法。主要目的是以一种简单而安全的方式促进母婴健康，尽量减少产后出血和相关并发症的发生。

情景 1

高度怀疑胎盘植入

既往有剖宫产手术史合并低置胎盘

+

分娩

产后出血

+

经验有限的团队

患者转运不方便

资源有限

在很多情况下，患者因之前无任何产科干预措施，在分娩过程中突发大出血需紧急抢救，不幸的是，病情紧急常常不容许进行超声或其他辅助检查，此

时可以通过询问病史获得病情,如果有胎盘植入的流行病学高危因素,或有低置胎盘或剖宫产史,治疗方法按胎盘植入进行。另外一种情况是,胎盘植入诊断明确,但缺乏专业技术团队,如果分娩过程中突发大出血,患者通常不能安全转运,必须紧急处理。

娩出胎儿后如有必要原位保留胎盘,切口建议取脐下正中切口,在某些情况下,可以适当延伸至脐周,将子宫搬出腹腔,取宫底纵形切口(图4-1)。这种情况下不选横切口是因为在缝合切口时,可能堵塞输卵管开口。一旦新生儿出生后,连续螺旋缝合切口,包括切断的子宫肌层和胎膜,结扎脐带,缝合子宫及腹壁切口。必须意识到,不要强行剥离胎盘,因为胎盘剥离面导致的出血不能通过压迫或缝合止血。如需行子宫切除术,建议行子宫全切术,且输血不可避免,术中尽量避免损伤膀胱和输尿管。

娩出新生儿后原位保留胎盘,一般不会引起大出血。如果胎盘植入部位有新生血管形成,建议原位保留胎盘;如果没有新生血管形成,胎盘植入可能是由于子宫内膜局部缺陷所致,胎盘一般可自行或人工剥离且不会引起大出血。胎盘部分剥离,如果强行牵引胎盘可能会导致大出血,在剥离胎盘之前需有一个全面治疗团队做好大出血的抢救准备。原位保留胎盘需要实时动态监测凝血状态,纠正凝血功能障碍,尽早静脉注射抗生素预防宫腔内滞留组织感

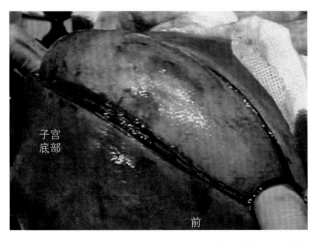

图4-1 宫底纵形切口可以通过无植入的安全区域娩出一个新生儿。

染。经过初步的处理后,可根据具体情况行保守治疗或子宫切除术。尽管原位保留胎盘安全性尚未得到证明,但宫底剖宫产术后72 h内还没有出血等相关并发症的报道。利用这一黄金时间足以将患者转移到一个更高级别的医疗治疗中心或进行多学科会诊,召集专业的手术团队制订合适的诊疗方案。

目前,胎盘植入的术前诊断率有很高的可靠性。可以通过超声及pMRI等影像学资料与术中所见具体情况明确诊断。然而,正如先前所说的,必须根据手术分层制订明确的治疗方案,这具有双重意义:① 当所有保留子宫的保守手术失败后,才考虑行子宫切除;② 如果初始诊断为假阳性,娩出胎儿后使用血管阻断,可能限制其他止血技术的使用。

视频4-1 宫底剖宫产

这种手术方式在急诊处理胎盘植入,或缺乏医疗资源或专业技术团队时非常值得推荐。在远离胎盘植入的安全区域进行子宫切开,新生儿娩出后进行脐带结扎,将子宫和胎盘组织一起缝合关闭。为了防止无法控制的出血,原则上尽量避免剥离胎盘。

——http://dx.doi.org/10.1515/9783110282382_v4.1

情景2

诊断明确

无生育要求

+

胎盘植入超过子宫面积的50%

难以控制的大出血

DIC

+

专业有经验的技术团队

有充分的医疗资源

处理一个没有生育要求且术前诊断为胎盘植入的患者,也不是一个简单的问题。如果胎盘植入S2区域,建议行子宫全切术,且手术并发症的发生率高。如胎盘植入范围超过子宫面积的50%、出现弥散性血管内凝血(DIC),或

难以控制的大出血,这些均为子宫切除的指征。虽然 DIC 和难以控制的大出血是子宫切除的适应证,可是一旦出现这些并发症,实施手术可能已经来不及。外科医生需充分意识到,这种情况下行子宫切除术可以增加出血量危及产妇生命,这是因为产科子宫切除术本身可能产生 2 000~3 000 ml 的失血量 (Henrich et al., 2008),可加重之前的低血容量性休克及凝血功能障碍。如果在子宫切除术前进行有效的血管控制,也许形势会逆转。采用 Esmarch 绷带从宫底加压包扎至宫颈可以起到快速止血的作用,同时通过挤压子宫肌间组织增加回心血流量从而恢复血容量。由于弹性绷带产生的高压作用,采用绷带包绕子宫两圈可以减少子宫体积的一半。此过程提供了稳定血流动力学,为采取进一步止血措施争取了时间。再加上一个专业有经验的团队,子宫切除相对较安全,并发症也可以相应减少 (Palacios-Jaraquemada et al., 2010)。

胎盘植入行子宫切除并不是一个小问题;宫旁组织、输尿管和膀胱的胎盘植入可以增加手术风险,且这个手术必须是受过专业训练的外科医生在充足的医疗设施及资源下进行。如果没有上述条件,应立即选择简单而有效的止血方法,如术中压迫肾下腹主动脉止血,可减少子宫切除时活动性出血,需强调的是,因为大量的侧支吻合血管的存在,结扎髂内动脉难以达到止血的目的;如果在产科子宫切除术中行双侧髂内动脉结扎,这意味着手术时间更长,并发症的发生率也相应增高。手术过程中如果没有血管专科技术支持,一旦下腹血管的主干撕裂可能导致致命性出血。如果之前没有预防措施,术中可在骶岬予持续且适当的压力压迫腹主动脉。

情景3

明确诊断

有生育要求

+

胎盘植入小于子宫面积的 50%

轻微的凝血功能障碍

+

合格有经验的团队

充足的医疗资源

对于胎盘植入，根据子宫血供不同将胎盘植入区域分为 S1 和 S2 区域，根据胎盘植入的不同区域选择不同的子宫切除类型。如果胎盘植入 S1 区域（子宫体），一般选择子宫次全切手术；如果植入 S2 区域，建议行子宫全切术。胎盘植入 S2 区域行子宫次全切术，术后再次阴道流血的发生率高（Torreblanca Neve et al., 1993）。在这种情况下再次行剖腹探查，患者通常已经有凝血功能障碍和休克，手术风险及相关并发症也相应增高。

血管阻断技术是预防休克、出血、凝血功能障碍所必不可少的，也是防治胎盘植入子宫切除术相关并发症的基础。防治产后大出血可以纠正患者的血流动力学及凝血功能障碍，虽然这需要一定的时间和适当的临床管理。如果忽视这些临床问题，子宫持续出血可造成严重的并发症，增加孕产妇的死亡率。

大多数胎盘植入的指南都提到这一类患者的处理方案，随着剖宫产率的上升，对于年轻有生育要求的胎盘植入一般寻求保守手术治疗。目前，保守治疗包括两个主要的方法：原位保留胎盘或一步保守手术法切除病灶。原位保留胎盘的目的是为了防止产妇在分娩过程中大出血，同时保留生育能力。然而，一步保守手术法是胎盘植入的整体解决方案。一步保守手术法通过对新生血管的手术控制，尽量切除胎盘及所有植入组织，然后重塑子宫壁。

情景4

穿透性胎盘植入
（术中诊断）

正如本书之前介绍的，pMRI 是唯一可以对宫旁组织浸润进行诊断的辅助检查（图 4-2）。然而，只有有经验的放射科医生可以通过 MRI 确诊是否有宫旁浸润。大多数情况下，宫旁浸润一般是术中诊断。如果没有一个有经验的专业团队，也没有充足的医疗资源支持，应行子宫底部剖宫产，原位保留胎盘。然而，这种宫旁浸润的胎盘植入即使对于训练有素的治疗团队也是一个重大的挑战。植入通常发生在一个密闭狭小的空间，紧贴输尿管，有丰富的新生血管形成。在某些情况下，经膀胱插入输尿管导管可以避免损伤输尿管，但这并

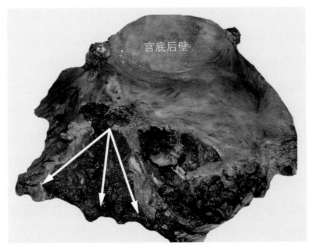

图4-2 大面积后壁及左侧宫旁浸润(白色箭头)。由于胎盘植入区域下面缺乏正常的宫壁组织,实施保守重建手术几乎是不可能的。识别并分离输尿管后,行近端血管控制。

不能经常使用,因为宫旁浸润常常挤压及破坏输尿管导致导管插入失败。如果强行剥离胎盘可能导致灾难性的大出血,因此新生儿娩出后需立即压迫主动脉止血。

宫旁浸润可使正常的盆腔解剖结构明显扭曲变形。某些情况下,胎盘浸润盆底,向前向内牵扯输尿管,改变其正常的解剖结构,容易与新生血管混淆,导致在膀胱的后内侧结扎输尿管。大面积的宫旁浸润可将输尿管挤压至卵巢蒂外侧(通常在内侧)。在丰富的血管丛中识别并分离输尿管,即使对于一个有经验的治疗团队也是极大的挑战。

情景5

后壁胎盘粘连或穿透性胎盘植入
术前或术中诊断

位于S1区域的后壁胎盘植入通常只要遵循一定的手术原则即可解决,而

位于S2区域的后壁胎盘植入处理方式类似于宫旁浸润。一般来说,后壁胎盘植入继发于子宫肌瘤剔除术后或清宫术后,不会影响新生儿娩出。一旦胎儿娩出,可将子宫牵拉出盆腔外,如果胎盘没有穿透子宫肌层造成穿透性胎盘植入,可行人工剥离胎盘,并在胎盘着床面行刮除术,然后,在胎盘植入区域予一个或两个方形(Cho)加压缝合止血。此术式明显优于任何其他类型的血管控制,因为它不仅阻断了子宫和卵巢动脉的侧支血管,也阻断了进入后腹膜的直肠上动脉的吻合支。

穿透性胎盘植入,在切除胎盘植入组织前用止血钳双重钳夹子宫和卵巢动脉或在宫颈周围放置止血带,有利于临时止血,然后常规行子宫肌层缝合,必要时钳夹,方形加压缝合。在其他部位的胎盘植入,在娩出胎盘后通常需输纤维蛋白原纠正凝血功能障碍。

视频4-2 后壁穿透性胎盘植入

该后壁穿透性胎盘植入的病例继发于腹腔镜下子宫肌瘤剔除术后。因为胎盘附着在S1区域,手术相对简单。胎儿娩出后,采用橡皮止血带捆扎宫颈阻断子宫动脉,切除胎盘植入部位,两断端缝合修补。胎盘附着在S2区域通常行子宫全切术治疗。

——http://dx.doi.org/10.1515/9783110282382_v4.2

4.2 择期手术

胎盘植入病例可以预先采取某些措施,以减少产后出血和相关并发症的发生。结合患者的临床及影像学资料,一旦怀疑或确诊胎盘植入,治疗团队需要制订诊疗计划并防治可能出现的并发症(Palacios-Jaraquemada, 2007)。目前,胎盘植入最佳终止妊娠时机没有达成共识,但一般建议有计划地择期手术,即使胎儿未完全发育成熟。目前最大的挑战是,如何选择一个最佳的手术时机来平衡孕产妇及胎儿风险以及收益。一般而言,胎盘植入选择孕36~37周,而穿透性胎盘植入选择孕35周左右终止妊娠。2010年发表的一项研究(Robinson et al., 2010)表明,在孕34周计划分娩是前置胎盘合并胎盘植入的最佳时机，而且羊膜腔穿刺明确胎肺发育成熟与没有羊膜腔穿刺而是到相应孕周直接终止妊娠的比较，并无差异。经过研究分析发现，如果条件有限，无羊膜腔穿刺结果，孕37周可考虑终止妊娠（Robinson et al., 2010）。

即使采用最好的管理，胎盘植入引起的大出血仍类似于重大创伤。因此，按照创伤复苏管理协议进行输血、输液，可降低其发病率和死亡率。充分的术前准备，产科、麻醉科、放射介入科、妇科、肿瘤科、输血科和泌尿外科团队的密切合作是胎盘植入管理必不可少的（Snegovskikh et al., 2011）。

应该强调的是，胎盘植入分娩建议在一个有多学科团队的三级医院进行，这样可降低孕产妇的发病率（Eller et al., 2011）。

4.3　急诊情况

胎盘植入突发事件可分为那些发生在术前诊断或怀疑的病例，以及术中发现的病例。术前已明确诊断为胎盘植入是比较理想的状态，因为术前做好充分人员安排、设备设施准备，可以尽早发现其局限性并提供相应替代方案。此外，尽管一些医学中心有良好的设备，可以做紧急的产前B超和血液检查，但是有些地区却不能做到。在一些人口众多，生育控制欠佳的地区，多产的孕妇很常见，有些可能有多次剖宫产手术史，她们入院时可能已近足月，或有出血，或已临产，或伴随其他可能会影响胎儿健康的状况。

当需行紧急剖宫产手术时，所有的临床和实验室检查都必须等到手术完成后。然而，如果在剖宫产术中见到子宫胎盘形成部位，特别是上次剖宫产切口部位血管旺盛密集，有必要避开前置胎盘或胎盘植入部位切开子宫。更可取的方法是延长切口，并将子宫切口选择在安全区域（Wax et al., 2004）。在其他情况下，如不能明确胎盘是否致密附着于子宫壁，可以远离子宫胎盘的位置切开子宫。否则，如果胎盘位置异常，将迅速导致致命性出血。产科医生应该意识到瘢痕子宫和胎盘异常的出血风险，因为它可能导致危及生命的产后出血（Zwart et al., 2007）。

穿透性胎盘植入可导致自发性子宫破裂，虽然穿透性胎盘植入并不常见，急诊科医生应该意识到穿透性胎盘植入可以引起子宫破裂和致命的大出血（Innes et al., 1985）。如果一位孕妇孕期已诊断为胎盘植入或有胎盘植入的高危因素，突发急性腹痛和休克，即应考虑到子宫破裂的可能。子宫破裂出血不是子宫切除的绝对指征，在某些情况下，可以采用保守治疗（Filardo et al., 1990）。

子宫破裂的预后取决于子宫破口的位置、大小、子宫血管蒂的损伤、胎盘植入的位置（S1或S2区域）、是否可以近端血管控制等因素。稳定的凝血功能、血流动力学状态以及良好的技术水平是应对这一突发急诊的关键。如前所述，S1区域的胎盘植入可以选择子宫次全切除术或子宫修补术（小裂口），而S2区域穿透性胎盘植入破裂并大出血，通常需要行子宫全切术。S2区域破裂如行子宫次全切应仔细权衡利弊，因为可能诱发再次大出血，特别是使用盆腔填塞或在阴道残端上关闭后腹膜的病例。

4.4 其他技术

一些技术资源应用于可预测范围内的盆腔出血是可行的，虽然它们的安全性、优势和成本之间的关系在产科临床实践中仍然是有争议的。然而，利用这些技术可以提高产后出血的防治能力。

过去几年，自体血回收技术在产科的应用显著增加（Allam et al., 2008; Louage et al., 2010）。然而，它的经济学价值和减少产后输血方面的证据尚未明确。在胎盘植入的管理中，也没有任何指南说明自体血回收器的使用，因为胎盘植入的出血是难以预测的，为减少资源浪费，在手术开始时即打开自体血回收器，一旦患者出血严重，立即开启离心系统进行自体血回收（Peacock et al., 2011）。

手术中自体血回收主要用于剖宫产术中有大出血风险的高危孕产妇，如有胎盘植入、穿透性胎盘植入和前置胎盘等；也可以用于拒绝异体输血的患者。在剖宫产术中，自体血回收发生在子宫切开前和吸尽羊水后，术中或术后血液先经初步处理后再回输体内（Kessack et al., 2010）。白细胞过滤器用于降低输血血液的白细胞数量。过滤器还可以过滤回输血中的羊水及胎儿血细胞。在产科，自体血回收的安全性受到质疑的原因主要是由于存在羊水污染和母–胎同种免疫风险。

虽然，对自体血细胞回收和同种异体输血效果比较的研究数据有限，目前的自体血回收器可以去除血液中大部分污染颗粒，提供白细胞过滤，并提供进一步的安全措施。并且，羊水栓塞不再认为是一个栓塞性疾病，而是一种罕见的过敏反应。因此，产科术中自体血回收主要适用于有出血高危因素，以及异体输血困难或不能异体输血的孕产妇（Liumbruno et al., 2011）。

4.5 培训

胎盘植入的管理需要准确的专业知识和精确的手术技巧。像其他许多疾病，胎盘粘连及穿透性胎盘植入在术前、中或术后的治疗管理中，需用到多方面的知识及技巧。胎盘植入的病例病情变化快，诊疗方案需随时修改。为此，产科医生、临床医生、外科医生、ICU医生需要进行相关的培训，制订最佳的诊疗方案并随病情进展调整诊疗方案。

胎盘植入的培训可以分为理论知识和手术技巧培训，要达到最好的效果两者缺一不可。在这些疾病的治疗管理中，首先要明确什么不能做，因为时间不容许纠正错误的决定。产科医生必须始终有多学科管理的概念，也需要清楚地意识到并不是所有的医疗中心都有这些资源。为此，产科医生必须对胎盘植入管理中的问题，在技术与临床知识方面都有全面的认识。

术前、术中、术后止血和血流动力学管理至关重要。虽然外科手术患者有共同的并发症和手术风险，但胎盘植入本身有其特有的风险。对疾病的了解和有效的管理是治疗成功的关键。

胎盘植入手术治疗的管理涉及临床手术方案和手术技巧本身。由于盆腔解剖结构的复杂性，对这一疾病的准确管理需要对盆腔解剖结构有一个精确的三维空间认识。

妇产科标准化培训常常不包括盆腔解剖结构的处理，只有在一些专业的培训中，如妇科肿瘤，才包括该培训内容。缺乏对这些技术的认识和实践操作而在盆腔腹膜下分离组织器官会引发恐慌和不安全感，这大概也是产科医生不愿意做此类手术的原因。如果没有盆腔解剖的三维图像，手术治疗胎盘植入可能就是一个噩梦。

经验表明，二维图像和尸体解剖对胎盘植入的管理缺乏实用性。也许获取实用经验的最好方法就是，通过术中分离解剖结构来形成属于自己的盆腔解剖结构三维图像。新鲜尸体是很好的资源，但价格昂贵，参与者数量有限，且不能反映患者的真实情况。本书作者提供大量的课程学习骨盆解剖结构，这些课程基于二维成像的手术图像和视频。该课程的参与者需执行一系列预定的程序，其中包括打开盆腔筋膜，解剖并识别盆腔组织。该课程已经过伦理委员会批准，每一种操作程序需要 10~15 min。这种方法的主要优点是成本低，实用性高，参与者可获得三维的知识和手术技巧，并可应用于活体组织。其他培训包括在手术室的实践学习。

5 临床问题

　　胎盘异常附着不仅仅局限于处理子宫和周围器官的问题，它还包括对可能并发症的处理，其中大部分是临床上的。大出血的近期和远期并发症，如休克或多器官功能衰竭，可以决定一个特殊患者的预后。虽然临床管理不是产科医生的直接责任，实践产科学却涉及大部分影响女性生殖系统的常见临床疾病的基本知识和具体的临床处理。

5.1　止血问题

　　处理胎盘植入相关的出血常见错误主要有：未能意识到出血的严重程度、复苏时补液不足、止血不及时（Lombaard et al., 2009）。因为胎盘植入可引起活动性大出血，建议术中预备4袋浓缩红细胞、4袋新鲜冰冻血浆，血库储备红细胞、血浆、冷沉淀及血小板（Snegovskikh et al., 2011）。此外，使用French导管（14~16号）开通两条静脉通路快速补充液体（血液和输液），中心静脉置管测量中心静脉压（CVP）（Mayer et al., 2004）。桡动脉置管监测平均动脉压，监测患者的血气分析（酸碱平衡和动脉血氧分压）。血容量不足需补充晶体、血液及血制品。对于这一点，最好开通两条静脉通路。晶体液或乳酸林格氏液应按失血量的3倍补充。补充血液维持外周血氧供应，维持微循环，避免多系统损害。结合患者的基本临床症状尽早进行液体复苏。任何时刻均应尽可能做到精确止血及避免再次出血，因为所有持续性出血均有可能导致凝血功能障碍。

　　胎盘植入临床指南的一般治疗包括控制出血，恢复血容量，必要时补充凝血因子或血小板，纠正低温或酸中毒。术中持续生命体征监测，特别是血流动力学和止血参数,这些参数是大出血的敏感指标。这也是为什么急诊化验室在手术过程和抢救过程中很重要的原因。尽管持续监测可以确保血容量等重要参数的稳定,但它并不总是那么精准,在一些医疗机构由于未能得到及时处理,导致病情耽搁。尽管胎盘植入的手术操作难度主要是分离解剖、结扎切断新生血管以及分离盆腔粘连,然而这些问题比难治性大出血的风险小得多。难以控制的出血可导致休克、凝血功能障碍和死亡,故预防是关键。此外,如果没有实验室结果,凝血障碍及休克管理非常困难,血液及其他样本的相关实验室检查至少会推迟1 h出结果,其结果是过去的而不是当前的,特别是在活动性出血的情况下。因此,除了酸碱平衡监测,技术精炼的麻醉医生的临床经验及管理比实验室检查更为重要,这其中包括纤维蛋白原水平、血小板、活化部分凝血活酶时间(APTT)、凝血酶原时间及血常规。

此外,虽然胎盘植入是一个产科的解剖问题,但也是一个多学科临床问题。胎盘异常植入输尿管,手术操作过程中主动及被动牵引,可以导致微观组织结构的损伤。机体对该损伤的应答,形成血栓及纤溶再吸收。如果这个循环持续重复,在没有任何临床症状的前提下血浆纤维蛋白原可呈下降趋势。在分娩过程中,妊娠引起过量的纤维蛋白原沉积在胎盘着床部位,形成稳定的血凝块。但如果在胎盘剥离的过程中,血浆纤维蛋白原水平低于2.0 g/L,则几乎不可能形成稳定的血凝块。如果该疾病进展或复苏的过程中处理不当,血栓形成和纤溶这一循环过程可导致凝血功能障碍、出血,以及随后的低血压休克、多器官功能衰竭。目前为止,胎盘植入的大小、部位或类型与其可能引起的不正常纤溶没有临床相关性。为此,建议在胎盘植入手术前2周和24 h监测患者血浆纤维蛋白原、纤维蛋白降解产物(FDP)的水平。血浆纤维蛋白原水平如低于2.5 g/L,术前应根据1 U/10 kg体重输入冷沉淀(Palacios-Jaraquemada et al., 2004)。

当伴有凝血功能障碍或失血量达1 U,且出血未得到控制时,需要使用血浆制品。在这种情况下,失血性休克,低体温,凝血因子的激活、消耗及稀释均可能导致凝血功能障碍。血浆制品可以提供足够丰富的凝血因子,达到止血的目的。新鲜冰冻血浆含有所有凝血因子,凝血酶原时间(PT)、活化部分凝血活酶时间(APTT)超过正常的1.5倍时建议输新鲜冰冻血浆。冷沉淀是血浆制品中纤维蛋白原含量最高的,纤维蛋白原是最关键的凝血因子,需要及时补充,只有在它的浓度>1 g/L时,才能维持稳定的凝血块。凝血酶原复合物、单一的凝血因子和纤维蛋白黏合剂适用于某些特殊的临床情况(Erber et al.,2006)。

在一项对妇女产后出血的研究中,血浆纤维蛋白原水平是监测出血量最有效的血液学参数,是提示凝血功能障碍最有用的指标。使用含有大量纤维蛋白原的血制品,如冷沉淀或纤维蛋白原,可能比全血或新鲜冰冻血浆更合适,尤其是当血浆纤维蛋白原水平很低或迅速减少时(de Lloyd et al., 2011)。

促凝物质如重组凝血因子Ⅶa(rFVIIa)已经应用于胎盘植入的手术治疗,一些文献建议在产后出血时使用rFVIIa,其特别适用于对其他止血措施效果不佳的产后出血。然而,这些建议必须解释得非常谨慎,因为它们仅基于极少量的非对照研究,需要更多的证据来明确rFVIIa治疗危急的产后出血的有效性、最佳剂量以及安全性(Franchini et al., 2008; Searle et al., 2008)。

5.2　血流动力学管理

胎盘植入的血流动力学管理目标是避免失血性休克,它被定义为一种急性血容量丢失伴有心肺功能不全及低氧血症的综合征。孕期发生的改变包括30%~50%的病例血容量增加,孕妇出现心动过速或低血压之前耐受失血量可达全身血容量的15%。由于死亡率与休克持续时间相关,而不是与血容量丢失量相关,因此在胎盘植入手术的每一个阶段精确监测患者的血流动力学参数非常关键。在全身氧合指数下降时,会导致血清中乳酸水平增加,外周组织摄氧能力增加,血浆中碳酸氢盐水平降低。在失血性休克情况下,毛细血管血乳酸水平与动脉血中的乳酸水平有关。这些初步的研究结果表明,微量法测定血乳酸是一种可以评估失血性休克的严重程度并且能够指导其治疗的床旁测量方法。测量毛细血管血乳酸的装置使用便捷,且性价比高,可用于医院的现场监护以及院外的远程监控(Collange et al., 2010)。

急性出血后组织血氧浓度下降水平与存活率呈负相关,静脉压或血氧饱和度的下降意味着在血液循环中外周组织使用的氧气量超过输送的氧气量

（休克）。卧位时舒张压低于90 mmHg，是未得到适当处理的产科大出血的警报标志。如果失血量超过生理储备血容量的30%，组织氧利用率将严重下降。如果收缩压持续30 min以上低于70 mmHg，死亡率高达80%，近端血管的控制在每一例急性出血中都至关重要。有证据表明，作为止血手术方法的产后子宫切除术也可以换成其他微创方法。在低血容量性休克时行产后子宫切除术有较高的发病率和死亡率，虽然子宫出血可止住，但血流动力学改变可导致多器官功能障碍和死亡。

5.3　麻醉

在术前已有凝血障碍的病例中，椎管内麻醉穿刺部位很有可能形成血肿，它可以长大及压迫导致脊髓缺血，这种情况通常不好处理。同样，手术中出现DIC或严重凝血功能障碍，腰椎穿刺也会导致前面所述的后果。如果有大出血、低血压或凝血功能障碍，在胎盘植入的手术治疗中建议使用全身麻醉（Snegovskikh et al., 2011）。然而，如果能精确控制出血（Palacios-Jaraquemada et al., 2004），对某些特定的患者（Murata et al., 2009）采用局部麻醉是一个不错的选择。局部和全身麻醉相结合也适用于保守治疗，一般全身麻醉用于分娩后子宫切除术。

与其他外科手术及需要考虑的临床因素一样，胎盘植入时，有效麻醉的关键是避免出血。如前所述，短时间内大出血超过血容量的30%~40%是非常难管理的，有必要进行多学科管理团队合作。医疗资源、团队经验、精确的血管控制、血流动力学管理和处理止血问题的能力，将决定各种特定情况下最适宜的麻醉方式。

6　手术方式的选择

　　子宫切除是胎盘植入常见而非唯一的治疗方法，73.3%的子宫切除是为了控制大出血。这一比例再次证明，如何有效地控制子宫出血是目前产科医生面临的最大挑战。手术方式的选择，相对于其他方法比如精确地控制近端血管来说，子宫切除术是目前最主要的处理方式。产科急诊子宫切除往往导致产科出血、凝血功能障碍、严重的休克及较高的死亡率，而非急诊子宫切除也经常发生产科出血及泌尿系统的损伤等并发症（Hoffman et al., 2010）。由于子宫切除术并发症多，对于胎盘植入首先需充分考虑保守治疗。

6.1　手术步骤

　　对于有胎盘植入者，术前需充分评估，治疗团队应充分分析手术及临床的变异性、可能存在的并发症以及可行的解决方案。术前临床方面的评估包括生化及凝血功能监测，麻醉方式的选择及输血计划等多方面综合评估和管理。手术方案比较复杂，首先，需对手术时机达成共识。前文曾提到胎盘穿透性植入一般孕35周终止妊娠，胎盘植入一般选择在孕36~37周。临床上根据宫缩、出血量、血流动力学改变以及胎儿宫内情况决定具体的分娩时机。胎盘植入的范围是决定手术方式及手术技巧的关键（图6-1）。S2区是最常见的胎盘植入部位，但并不是所有附着于S2区的胎盘植入手术风险及难度都是一样的（图6-2至图6-5）。胎盘植入S2区，常常伴随宫旁组织侵入（图6-6至图6-9），由于输尿管紧贴子宫，如果术前明确有宫旁侵入，建议行输尿管支架置入。尽管产前诊断有较高的可靠性，但仍要等到开腹后才能确定胎盘植入的具体类型。因此,需要根据手术中的具体情况决定手术方案,如果对胎盘植入的诊断不充分或过度诊断均会导致一系列不合理手术。胎盘磁共振成像(pMRI)可以更准确地发现子宫的胎盘植入程度,为保留子宫提供可行性。对于临床上不能确诊的病例需要术中明确诊断,因为某些前置胎盘瘢痕裂开的手术治疗类似于胎盘植入的处理(图6-10和图6-11)。尽管所有的保守手术及根治手术都有风险,但仍需在手术前提出可行的手术方案。

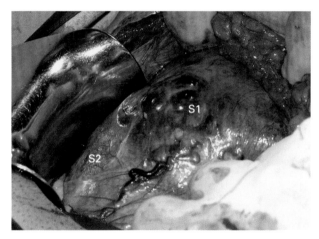

图6-1 胎盘植入S1区,继发于腹腔镜下肌瘤剥除术后。在视野清晰无植入的S2区避开胎盘组织行子宫切开,娩出新生儿,4把止血钳钳夹子宫血管,将整个植入部位及胎盘组织一并切除,重建术后(一步保守手术法)一年,这位母亲再次通过剖宫产术娩出一新生儿,无再次胎盘植入或产后出血等并发症。

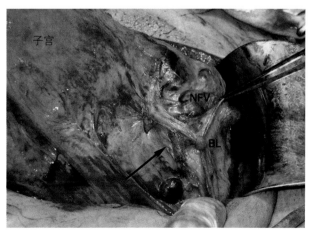

图6-2 胎盘异常植入S2区。在子宫、胎盘与膀胱(BL)之间有大量的新生血管(NFV)。尽管如此,在子宫及膀胱之间仍可见一个清晰的分界平面(黑色箭头)。

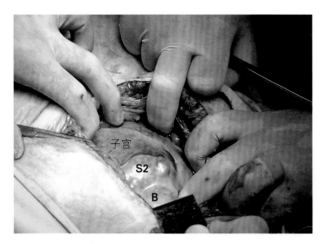

图6-3 第二次妊娠胎盘异常植入S2区。曾经因为剖宫产术后滋养叶细胞异常增生，不规则阴道流血10天行清宫术。这个看上去轻微的胎盘植入，暗藏着严重的胎盘植入膀胱（B）。在精确分离后，实施一步保守手术法。该孕妇后来又怀孕两次均没有复发的迹象（分别在修补术后14个月和25个月）。

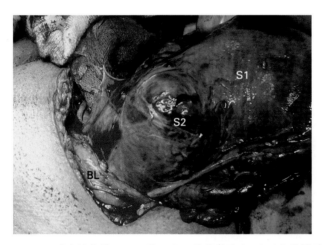

图6-4 胎盘异常植入S2区的上段。分离膀胱（BL）后充分暴露了胎盘植入区域，娩出胎儿后，切除整个植入部位及胎盘组织。植入部位下面存在正常的子宫肌层组织是行一步保守手术法的关键。

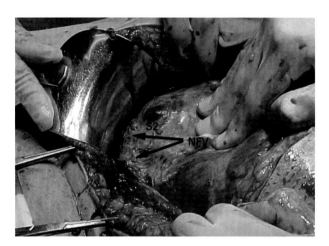

图6-5 胎盘异常植入S2区。一些病例刚开始时在这个区域的新生血管(NFV)并不明显,所以术者趋向于避开膀胱(BL)分离处,而直接在子宫上段切开。

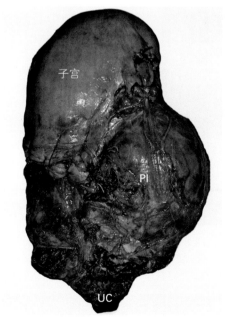

图6-6 子宫全切术后的标本,大量的左侧宫旁组织(PI)浸润延伸至宫颈(UC)。

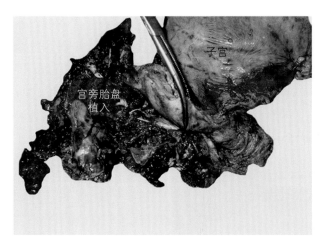

图6-7 子宫全切术后的标本,前面观。两次剖宫产术,在最后一次剖宫产术后的6个月时行一次清宫术。手术探查中发现有宫旁侵入。超声检查提示前壁的完全性前置胎盘;注意不是典型的前壁侵入。由于超声的局限性,胎盘磁共振成像(pMRI)是发现宫旁侵入的有效诊断方法。

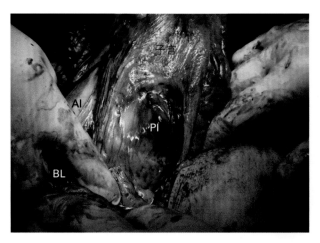

图6-8 前壁的穿透性胎盘植入伴有宫旁侵入。图示为子宫血管及膀胱子宫新生血管(之间被圆韧带分开)的交通支。这个由大量血管丛组成的交通支使得栓塞颗粒可游走于两个血管系统,增加了膀胱与阴道不必要栓塞的可能性。胎盘植入超过子宫直径的50%将无法进行子宫修复。PI:宫旁侵入;BL:膀胱;AI:前壁侵入。

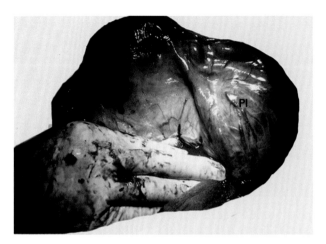

图6-9　前壁穿透性植入伴有宫旁侵入：胎盘向侧壁突出压迫侧壁盆腔组织，无法置入输尿管导管。泌尿科医生行初步手术探查失败，经过深层仔细分离，在卵巢蒂外的3 cm处可见输尿管。在这种有宫旁侵入的病例中一般难以找到典型的解剖标记，这种情况下需充分考虑解剖结构旋转及移位因素。PI: 宫旁侵入。

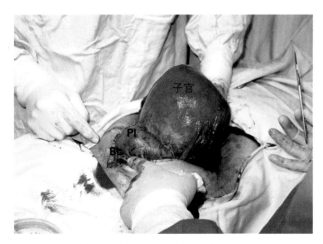

图6-10　术中所见：在前次子宫切开部位由于缺失的瘢痕组织或局部胎盘疝（PI）引起子宫壁膨出，常常与穿透性胎盘植入混淆。在这样的病例中，超声检查往往可以提示胎盘组织穿透直达浆膜层。但这并不意味着真正的穿透性胎盘植入。额外的超声标记，如血池或新生血管，如果没有明显的证据支持前置胎盘，为了避免过度诊断，手术中需要探查植入部位。BL: 膀胱。

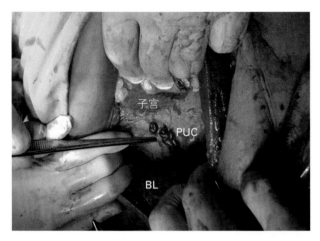

图6-11 有一次剖宫产手术史,此次术中所见为完全性前置胎盘。B超可见较薄的子宫肌层、新生血管,胎盘穿透至子宫浆膜层。术前诊断为穿透性胎盘植入,计划经腹行子宫全切术。pMRI提示为前置胎盘,子宫表面可见并行的血管。这种附属的血液供应在前置胎盘比较常见。手术探查示宫颈周边丰富的血液循环而没有异常胎盘附着,术中仅行简单的剖宫产术而不是最初计划的子宫切除术。BL:膀胱;PUC:子宫周围侧支循环。

6.2　根治性手术(子宫切除术)

在第4章情景2的讨论中曾提到,在胎盘植入治疗中,子宫切除术是一个复杂的手术过程而非小问题。懂得把握切除子宫的时机及指征,可以避免严重并发症,而错误的决定将导致不可控制的大出血及组织器官损伤。在设备资源和技术有局限性的条件下,避开胎盘部位娩出新生儿,结扎脐带,原位保留胎盘及关闭缝合子宫是最好且最安全的方法。如何安全有效地切除子宫取决于子宫切除是在一种什么情况下进行的。止血性的子宫切除,可防止不可控制的出血导致的低血压、凝血功能障碍及外周循环灌注不足,通常临床风险高,需要紧急处理控制,避免急性和迟发性多脏器功能衰竭。由于上述原因,在决定行止血性子宫切除术前,需精准地对近端血管进行控制,为恢复血流动力学及止血参数争取时间。休克导致循环血容量不足可引起外周组织器官低灌注,毛细血管的通透性增加,组织液渗出。因此,必须认识到胎盘植入病例中止血性子宫切除是一个比较棘手的问题,而围术期处理是成功的关键。如行止血性子宫切除,需要持续监测酸碱平衡作为SIRS的指标,一种因休克引起外周组织损伤诱发的全身炎症反应。稳定的血液灌注,而不是所谓的血压正常,在子宫切除术前及术中都需处于最佳的生理状态。

产后子宫切除对于血流动力学稳定的产妇而言也是一个棘手的手术,但是通常可以很好的处理。术后治疗主要是,发现不可预料的子宫出血以及评估产妇的血流动力学指标及凝血功能。如果胎盘植入S2区,建议行子宫全切术;如果胎盘植入S1区,建议行子宫次全切术。胎盘植入S2区的手术高度复杂,在这种情况下许多临床医生会选择子宫次全切术。然而,由于产后再次出血的复发率较高,这种手术其实非常危险。如果有特殊部位的胎盘植入(如宫颈或宫旁组织),这种情况下可能会选择子宫全切而不是子宫次全切(Wang et al., 1998;Tadesse et al., 2011)。

切除盆腔下段胎盘植入的组织,特别是宫颈及膀胱处时,对技术要求很高(图6-12至图6-14),如果没有精准的近端血管控制,手术十分危险。当不能进行血管控制时,子宫切除术前可选择连续循环的缝合子宫下段(图6-15)。

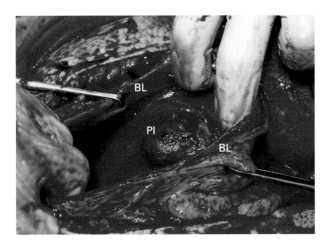

图6-12　术中所见(打开膀胱)。肉眼可见明显的膀胱胎盘植入。该孕妇持续肉眼血尿两周,最初成功地进行膀胱镜下电灼止血。如果再次出现肉眼血尿,由于子宫破裂的风险高,不建议再次行电灼止血,动脉栓塞同样不可取。BL:膀胱;PI:植入胎盘。

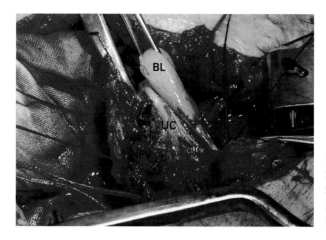

图6-13 术中见宫颈-膀胱三角侵入。膀胱(BL)及宫颈组织(UC)之间可见致密粘连的胎盘组织。图中星号处可见致密的吻合新生血管网(NFV)。

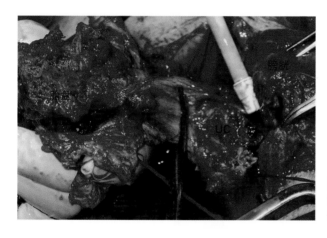

图6-14 术中见宫颈-膀胱三角侵入。切除残留的胎盘组织,保留宫颈(UC),修复膀胱组织。

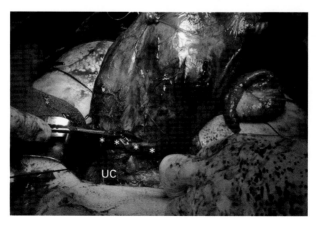

图6-15 术中见宫颈-膀胱三角侵入。因为致密的纤维组织与新生血管混淆,对于此类病例,缝合宫颈(UC)止血可能是最安全的手术方式之一。

在胎盘植入的下段,由于膀胱子宫之间有大量致密粘连的瘢痕组织,分离这种粘连通常比较困难。有证据表明,对于这种宫旁胎盘植入的病例,即使经验丰富的老专家做手术,游离出输尿管也很困难(图6-16)。

　　子宫切除术后临床医生要特别警惕低血压。当手术后出现无法解释的低血压时,临床医生需要懂得进一步分析原因。如果不能确诊,可选择CT扫描腹腔内所有间隙,特别是腹膜后间隙及盆腔腹膜下间隙。腹部B超对出血不敏感,一般难以发现出血灶。子宫切除术后在宫颈残端上关闭腹膜,可将出血引入腹膜后间隙以致耽误及时诊断。子宫切除术后的低血压如果没有明显的出血灶,一般可认为是血容量不足引起的。对于产后出血,一些产科医生一般不愿选择再次剖腹探查,从技术的角度这也是可以理解的,因为再次剖腹探查还包括在子宫次全切术中切除残留的子宫(宫体下段及宫颈)或找到出血灶。如果行血管造影,则需要强调造影范围包括髂内动脉的前分支及阴部内动脉,因为这两支血管是供应S2区的主要侧支循环。阴部内动脉是髂内动脉后分支的第一分支,而许多解剖学家认为阴部内动脉是髂内动脉的终末支。将导管插入阴部内动脉,注入造影剂就可以显示血管影(Palacios-Jaraquemada et al.,2007)。然而,在子宫切除术后探查出血灶,由于手术解剖结构的改变和低血压导致血管收缩,即便是经验丰富的介入专

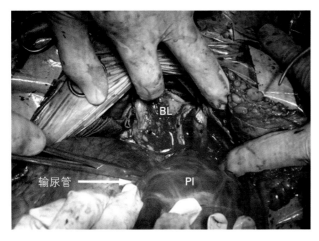

图6-16　术中见子宫前壁大量组织及宫旁组织受到侵入:在膀胱及侵入部位的交界面可见纤维样致密粘连。新生血管(星号)难以鉴别。输尿管被子宫前壁侵入及宫旁侵入的胎盘组织挤入中间(白色箭头)。在最初探查时,曾将输尿管与膀胱血管混淆。BL:膀胱;PI:宫旁侵入。

家,也可能找不到具体的出血灶。

如果不能做血管造影或未发现异常时,则需进一步手术探查。因为胎盘植入S2区本身分离粘连复杂,手术前需要做好近端血管控制及分离输尿管,这两种技术有助于分离手术的安全性。对于产科医生而言,找到出血灶非常重要,出血多发部位通常是宫颈残端或卵巢动脉。对于盆腔血肿而言,通常比较难找到出血灶,对这一观点目前尚有争议。如果血肿引起了低血压,必须要有足够的耐心寻找出血灶,并相应做好血管控制及分离输尿管。尽管腹膜后血肿不常见,但是这往往预示着严重的致病率及死亡率(Ridgway, 1995)。处理这种血肿,三维盆腔解剖结构知识是治疗安全有效的关键;如果没有这些技术,盆腔解剖结构由于血肿扭曲变形会使得重要脏器难以鉴别(Committee on Maternal Welfare, 1966)。

子宫切除术后如果出现活动性出血或渗血明显,可采取盆腔填塞的方法(图6-17和图6-18)。这种止血方法的使用严格受限于血流动力学参数,并且必须注意腹腔内隐匿的出血灶。

近来,对于40岁以下的孕产妇应避免把子宫切除作为胎盘植入的首选治疗方案,从而降低卵巢早衰的风险,因为子宫切除切断了子宫动脉的上行支及卵巢分支,这会降低卵巢的血供及功能(Wen et al., 2006; Xiangying et al., 2006)。

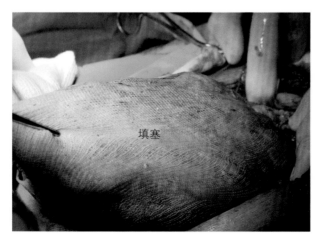

图6-17 盆腔填塞止血:管状绷带可以容纳多个手术垫。这种类型的绷带可以通过Pfannenstiel切口塑形填塞盆腔。

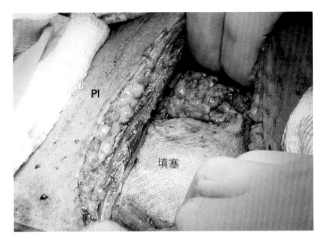

图 6-18 盆腔原位填塞：将多条手术垫塞入管状绷带以填塞盆腔止血，拿出绷带时不用考虑手术垫会遗留在盆腔，因为绷带的上下端均被打结。

6.3 保守治疗的步骤

胎盘植入的保守治疗首先需保证不出血，其次是保留生育功能。这有两种完全不同的手术方法。一步保守手术法旨在解决胎盘植入的所有问题，如出血、新生血管和组织损伤；原位保留胎盘强调的是避免出血。原位保留胎盘和一步保守手术法最大的区别是再次出血的发生率、下次妊娠的并发症、后续治疗的复杂性和治疗这些并发症的手术步骤。原位保留胎盘再出血及感染的风险高，下次妊娠胎盘植入复发的风险高。对比而言，一步保守手术法的并发症风险低，尽管实施这一手术时步骤更为复杂，需要更强有力的训练。

6.3.1 原位保留胎盘

原位保留胎盘的保守治疗，可以避免在不利条件下分离粘连，这是一种预防出血的策略（图 6-19 和图 6-20）。但这并不是处理胎盘异常的新方法（Brody，1963），早在 80 年前已首次使用这种方法治疗并取得成功（Capechi，1933）。使用这种方法，子宫切开时应避免破坏胎盘组织，胎儿通过一个安全区域取出后，在胎盘附近被切断脐带（图 6-21 至图 6-23）。比起积极的子宫切

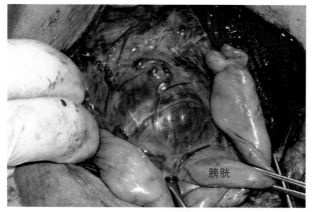

膀胱

图6-19 术中才确诊为前壁的穿透性胎盘植入，该孕妇血型为O型RH(−)。缺乏充足的设备资源或专业培训的团队可瞬间致患者于危险境地。宫底部切口娩出新生儿，胎盘原位保留。一周后再次手术切除胎盘植入部位及胎盘组织。之后行子宫修复(二步保守手术法)。

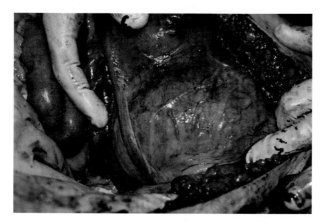

图6-20 术前超声及MRI高度可疑胎盘植入行保守治疗。图中所示为前壁的前置胎盘，该孕妇有两次剖宫产史及清宫史。术中评估显示该胎盘植入不伴膀胱侵入。

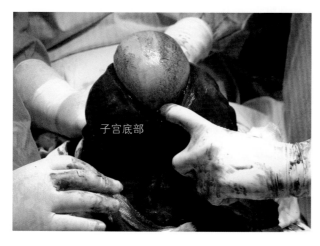

子宫底部

图6-21 术中所见：是一个前壁胎盘植入(AI)的病例，在宫底行子宫切开，避开胎盘组织娩出新生儿。

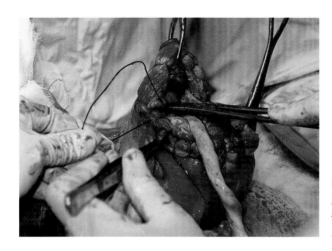

图6-22　术中所见：娩出胎儿后，在邻近脐带入胎盘部位结扎脐带。在子宫切缘连续缝合止血。

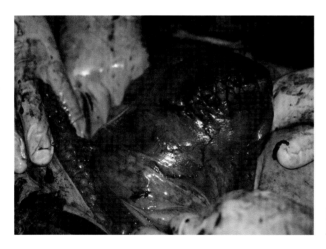

图6-23　术中所见：关闭子宫后手术视野。

除术，这不失为一种安全处理胎盘异常的方法（Kayem et al., 2007），特别是对于那些有子宫外的器官如回肠或腹直肌侵入的病例（Lee et al., 1995; Pearl et al., 1996）。胎盘被留在原位并且不要试图切除（图6-24）。有一些术者会栓塞子宫动脉和切除部分的胎盘。这一措施减小了胎盘体积并明显减少了初始出血量，也降低了感染的发生率。然而，这可能会发生二次出血、弥散性血管内凝血（DIC）和感染性休克。使用甲氨蝶呤或动脉栓塞以提高保守治疗和胎盘重吸收的安全性需要进一步研究（Musalli et al., 2000）。使用抗生素对于预

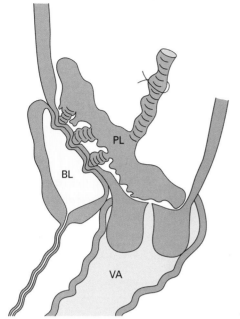

图6-24　胎盘位置及原位保留胎盘的胎盘植入区域。PL：胎盘；BL：膀胱；VA：阴道。

防宫内感染可能有效，但其疗效还有待证明（Timmermans et al., 2007）。通过实验室血液化验和临床参数的评估来检测如DIC、感染等并发症，抗生素的使用，预防动脉血栓形成和延长住院时间等意味着费用的增加，并且不能保证疗效。理想状态下，胎盘在几个星期或几个月内会缩小，并重吸收或钙化。也有关于伴有或不伴有显著出血而自发胎盘娩出的报道。

　　当胎盘被排出或重吸收后，孕妇将来还有怀孕的可能性。虽然有许多原位保留胎盘后怀孕的报道，但生殖结果表明，后续妊娠具有较高的胎盘粘连或植入的复发风险。一份对96例原位保留胎盘患者的随访研究报道：8例有严重的宫腔粘连并且导致闭经，34例再次妊娠，21例孕晚期分娩健康新生儿，1例异位妊娠，2例选择性人工流产，10例自然流产；28.6%的患者再次出现胎盘植入，19%的患者有产后出血（Sentilhes et al., 2010）。然而，保守治疗可以避免子宫切除，当医院有足够的设备和资源完成手术时，可以极大地降低孕产妇的发病率（Sentilhes b, 2010）。

　　胎盘原位保留患者的术后治疗与手术类型有关。原位保留治疗胎盘植入，术后需精心治疗。因为胎盘保留在子宫内，术后最大的问题是感染。需要同时使用两种广谱抗生素（覆盖革兰阴性菌、革兰阳性菌和厌氧菌）预防感染，但不能保证一定不会发生感染。最常用的抗生素疗法是：阿莫西林和克拉维酸（875 mg，每日3次）治疗10天。如果出现感染征象，则加用阿米卡星和甲硝唑。但是，有时临床上已经出现感染的病例，抗生素可能完全无效。众所周知，应用抗生素有时候可以掩盖败血症的初期症状，所以需要每天监测患者的实验室检查评估病情。有原位保留胎盘病例的发生感染性休克报道（Chiang et al., 2006），同样也有切除胎盘保留子宫的病例发生晚期感染的报道（Morel et al., 2009）。所以，产科医生需意识到，忽视感染、缺乏密切监测或不重视高度致命性病原体检测，可导致意想不到的不良结局。接受保守手术治疗的胎盘植入患者术后临床评估，必须重视所有可能感染的症状和体征，因为有些体征不易发现或被隐藏。虽然子宫肌层组织抗感染性强，但是当胎盘感染无法控制时，也可选择性的行子宫切除手术。这种选择的合理性是因为：① 如果子宫被感染，将永远无法复旧良好；② 对于胎盘植入的治疗，患者的康复和避免致命性败血症永远是需首要考虑的原则。

原位保留胎盘可导致凝血功能障碍，是通过败血症或其他机制导致的内皮损伤（Letsky, 2001）。因此，强烈建议在术后全面检查评估患者的凝血状态。最常用的检测是凝血酶原时间（PT）、部分凝血酶时间（PTT）、纤维蛋白原和纤维蛋白原降解产物（FDP），连同DIC的诊断性试验如D-二聚体可早期提示止血情况。一旦出现凝血功能障碍，必须切除胎盘或者子宫。往往在这种情况下，子宫切除是最常见的治疗方法，虽然还有一个选择就是切除胎盘，并且输血治疗纠正凝血功能障碍。在止血良好和血流动力学稳定的时候，强烈建议行近端血管控制。这种情况下的血管控制耐受性良好，可予以保留子宫，并且缩短了手术时间。

原位保留胎盘的另一个可能并发症是出血，也是术后子宫收缩不良和部分胎盘剥离面出血的来源。甲氨蝶呤治疗后和髂内动脉的球囊阻断后，行人工剥离胎盘术可能导致大出血（Butt et al., 2002）。因此，对于原位保留胎盘的患者，需要一些方法来预防出血。评估出血的血液颜色和失血量，出血的速度以及患者耐受力，来协助临床做出决策：是等待出血自行停止还是积极治疗干预止血,选择性的动脉栓塞或者子宫切除,都是有效的可供选择的治疗措施。一些指南把选择性的一侧或双侧子宫动脉栓塞作为预防继发性出血的方法。但是,还没有循证医学的证据表明这一举措是避免或减少了出血的风险,还是增加了感染的机会。

原位保留的胎盘组织(Davis et al., 1996),部分能自行娩出,部分体积逐渐减小,另有部分发生钙化(Diop et al., 2009)。血或尿人绒毛膜促性腺激素(HCG)与原位保留胎盘组织的大小无线性相关性,因为HCG反映的是胎盘组织活性。据报道,保守治疗后早期整个胎盘即自行经阴道娩出。这种情况下,胎盘为自行经阴道娩出,没有额外增加出血。该文章写道,有些病例的术前超声提示胎盘部位与子宫肌层分界不清。这种疑似胎盘植入的病例行剖宫产,术中可见胎盘自行剥离。其原因是:子宫肌层隐藏在向下移位的膀胱后,胎盘组织可达子宫浆膜层,但是两个表面没有新生血管生成,这就解释了这种术前检查与术中所见明显不相符的情况。因此,需要重点强调的是,胎盘植入最终确诊是在术中,如何选择治疗也是在术中(图6-25)。部分切除胎盘组织在一

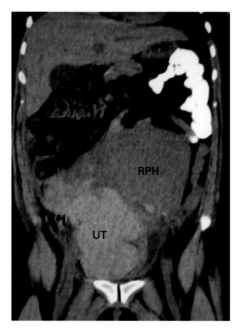

图6-25 CT冠状位重建:因胎盘异常增生植入,剖宫产术中仅切除部分胎盘组织。卡贝缩宫素及麦角新碱促子宫收缩及止血。4 h后该患者发展为持续性低血压,无明显阴道流血,超声检查示无活动性出血,宫腔内可见小的凝血块。CT扫描示腹膜后大血肿(RPH)和正常子宫(UT)。手术探查示盆腔腹膜下子宫破裂(1 cm)。切除残留的胎盘组织,双层修复子宫。

些文献中有报道（Timmermans et al., 2009）。但是，如同这些文献所报道的，胎盘组织在产后行部分切除还是原位保留等待其自行吸收或者自行排出，尚未达成共识。有一些文献报道，在分娩后两周至两个月不等的时间内行胎盘切除手术（Doumouchtsis et al., 2010）。有两例结合缩宫素成功清除残留胎盘的病例（Morgan et al., 2009）。但是，处理这种病例时需要非常小心，因为胎盘组织与子宫之间可能形成了丰富的新生血管。在这种情况下，如果行人工剥离残余胎盘，可能会导致汹涌的大出血（Teo et al., 2008; Palacios-Jaraquemada et al., 2009）。然而，选择原位保留胎盘的患者，也可能发生晚期产后出血（术后44天）（Luo et al., 2005）。选择保守治疗的患者，术前需被详细告知：原位保留胎盘术后可能会出现致命性的大出血，需输血治疗，更有甚者需切除子宫。

刮宫术可引起慢性盆腔疼痛、月经过多等，使得原位保留胎盘的后期处理变得复杂。手术切除残留的胎盘和受侵入的子宫也不失为一种成功的做法（Schnorr et al., 1999），并且最近更被认为是胎盘植入的有效选择治疗方案（Simsek et al., 2010）。另有文献报道人工剥离胎盘导致的致命性大出血，以致切除部分子宫区域（Riggs et al., 2000）。手术切除后，予以三根弗利导管插入子宫止血，术后联合使用甲氨蝶呤治疗（Riggs et al., 2000）。前壁的异常胎盘，使得子宫肌层永久性地收缩乏力，妨碍了子宫正常收缩止血的功能。准确的外科切除术和新的缝合术，使得子宫肌层收缩良好，且改善了止血效果。术后不推荐同时使用麦角新碱、卡贝缩宫素或其他缩宫素来减少扭曲地子宫瘢痕的面积。尽管密集的子宫肌层收缩可以减少较薄的子宫瘢痕。这些治疗措施是不可取的，因为当子宫强直性的收缩减少，产后出血将发生在几个小时后。

保留胎盘也可能发生钙化（Diop et al., 2009），但这通常不是一个严重的问题。然而，子宫内大面积的钙化组织就像宫内节育器一样，可致不育。可在宫腔镜下清除这些钙化组织。

甲氨蝶呤，作为一种胎盘粘连的辅助治疗（Arulkumaran et al., 1986），可抑制快速分裂细胞，并可有效地对抗增殖的滋养层组织。然而，足月胎盘的有丝分裂活动期限小于1%，因此甲氨蝶呤治疗异常胎盘粘连的实际效果是未知的。有文献报道，在使用甲氨蝶呤5~18天后胎盘可娩出（Timmermans et al., 2007），但是也有文献报道，在使用甲氨蝶呤治疗后尝试人工清除胎盘时，可导致大量的阴道流血或致命性而需要手术的出血（Jaffe et al., 1994）。

　　甲氨蝶呤治疗的成功与失败病例，可以解释为不同类型的异常胎盘粘连，甲氨蝶呤治疗对轻度粘连可能会有效，而对那些有丰富新生血管的胎盘粘连则治疗无效。这些相互矛盾的结果和存在的可能临床并发症，使得甲氨蝶呤的使用应该因人而异。

6.3.2　一步保守手术法

　　胎盘植入的手术治疗方式60多年来一直没有明显进展，包括子宫切除或原位保留胎盘。然而，深入分析胎盘植入的手术难度，主要在于止血及分离新生血管。因此，我们提出了一种新的手术方式，这种手术方式可以保留子宫及膀胱，一次手术解决胎盘植入的所有问题。主要包括：① 新生血管的离断和把植入的宫壁组织从膀胱壁上分离开（图6-26）；② 切口取在避开胎盘部位的子宫上段；③ 在局部血管阻断术下，尽量切除植入宫壁组织及整个胎盘（图6-27至图6-29）；④ 手术止血；⑤ 肌壁组织重建修补（图6-30和图6-31）；⑥ 必要时膀胱修补（Palacios-Jaraquemada, 2004）。

　　根据胎盘磁共振成像的结果，上述一步保守手术法一般习惯性选择Pfannenstiel横行切口，偶有特例选择子宫体部纵切口。结扎植入宫壁组织及

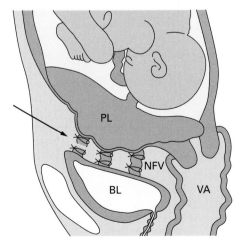

图6-26　从胎盘植入的区域切断膀胱子宫血管吻合系统（VUS）及阴道子宫血管吻合系统（CUS）。黑色箭头示胎盘植入宫外的吻合成分。PL：胎盘；BL：膀胱；VA：阴道；NFV：新生血管。

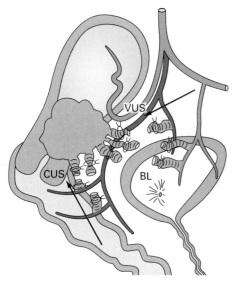

图6-27 在切除植入的胎盘组织后结扎膀胱子宫血管吻合系统（VUS）及阴道子宫血管吻合系统（CUS）达到最终的止血。BL：膀胱。

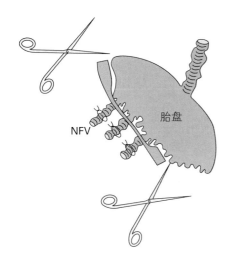

图6-28 切除胎盘植入部位及胎盘组织。NFV：新生血管。

膀胱之间的新生血管以减少膀胱子宫的出血，从而减少剖宫产手术的出血。在阴道子宫新生血管吻合系统中分离、结扎膀胱及植入组织的新生血管，这是手术止血成功的关键。在一步保守手术法中，剥离胎盘后子宫下段的大出血可能是阴道子宫新生血管吻合系统破裂导致的。尽管可以选择性血管结扎止血，然而Cho方形缝合对于胎盘植入大出血的病例更简便、有效及实用。前

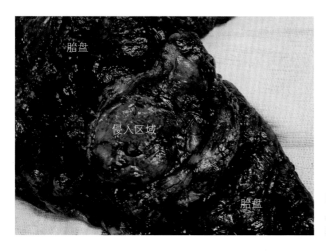

图6-29 手术标本示整个胎盘组织及胎盘植入的肌壁组织。

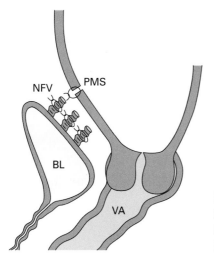

图6-30 图中所示为子宫两断端平面肌层修复重建。子宫切缘正常的肌层组织缝合连接（PMS）。在膀胱（BL）后壁结扎所有的新生血管（NFV）。VA：阴道。

壁的胎盘植入一般在S2区，因此可以通过一些方便有效的方法来控制子宫血管，减少出血。

从胎盘的上缘切开子宫，因为避开了膀胱子宫血管吻合系统（VUS），这样出血通常较少。切除植入的肌壁组织和胎盘是与原位保留胎盘最大的不同。尽管一步保守手术法的手术时间较传统的方式有所延长，但它避免了保留胎盘后感染的风险，并尽量保留子宫前壁及膀胱原有的结构及功能。

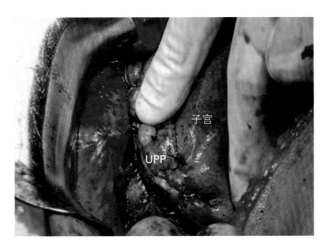

图6-31 一步保守手术后子宫的修补重建（UPP）过程。

尽管实施一步保守手术法需要熟练的操作培训，且整个手术过程中需稳定的血流动力学及有效地控制止血，但术后可以基本保留子宫和膀胱结构及功能的完整。

450多例实施一步保守手术法的病例表明，有效地分离膀胱胎盘血管，可以避免膀胱切除。较薄的膀胱壁及膀胱肌层疝切除后或血管结扎都可以通过合成的3-0可吸收线进行缝合及修补（图6-32至图6-34）。为避免下次妊娠再次胎盘植入，可在缝合部位及子宫膀胱之间放置再生纤维网（图6-35）。

有些学者认为，部分患者经一步保守手术法治疗后，被修复的子宫部位不同于其他肌层组织（Palacios-Jaraquemada，未发表）（图6-36至图6-38）。对于这一说法，有学者建议，这些行一步保守手术的患者可在下一次妊娠前行MRI了解子宫修复组织的状态（图6-39）。

使用一步保守手术法的一个显著优点是，截至目前，在116个病例中只有2例复发胎盘植入（Palacios-Jaraquemada，未发表）。

在一步保守手术法中，切除胎盘植入部位及整个胎盘的过程可释放大量的促凝血酶原激酶到血液系统，从而激活纤维蛋白溶解过程（纤溶）。到目前为止，术后血浆纤维蛋白原（F1）下降与胎盘植入类型或植入范围没有相关

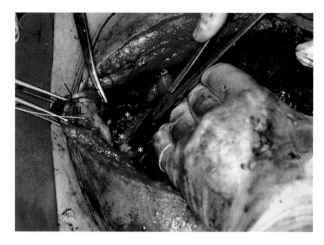

图6-32 术中所见：在子宫修补重建术前，通过膀胱子宫间隙进入阴道上段，对阴道子宫新生血管吻合系统进行结扎止血。

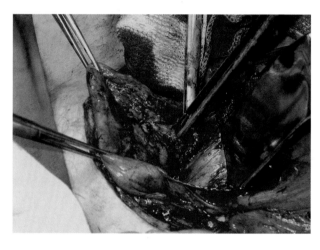

图6-33 术中所见：在广泛的膀胱修复中，通过导尿管注入亚甲蓝液体观察膀胱流体静力学状态。

性。因为这个原因，使用一步保守手术法切除胎盘植入组织后，需分别在15 min及1 h后检测血浆纤维蛋白原浓度。必须确保F1因子的浓度接近2.0 g/L，因为稳定的胎盘血管床的凝血块需要F1因子的浓度至少为1.5 g/L。如果术后F1因子的浓度低于1.5 g/L，即使没有明显的出血，也应根据1 U/10 kg给予冷沉淀输入。F1因子低于这个浓度会出现凝血功能不稳定，极有可能导致术后大量的出血（Palacios-Jaraquemada et al., 2004）。

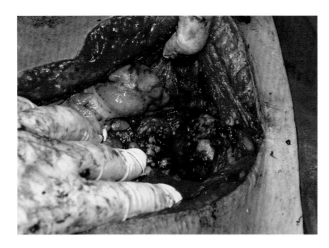

图6-34 术中所见：3-0可吸收线缝合膀胱肌壁的裂口。这个裂口由纤维组织或新生血管牵扯膀胱肌层而留下。

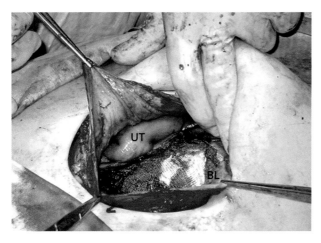

图6-35 在膀胱及子宫修复部位放置纤维再生网，避免下次妊娠膀胱子宫再次粘连。UT：子宫；BL：膀胱。

　　术后治疗还需检测酸碱平衡、止血参数及生命体征变化。这需要有良好的医疗设备，最好在重症监护室或有专业的临床团队时进行。需密切监测产妇的血压、出入水量和外周循环灌注情况，特别是在术后24 h内。

　　一步保守手术法是一种复杂的手术，包括剖宫产、盆腔分离、血管结扎、组织切除及修复。因为这个原因，为避免肠扩张，建议患者在胃肠道恢复之前先摄入流质食物。这个过程平均需要1~1.5天。

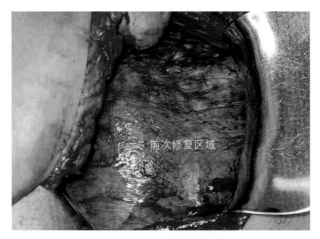

前次修复区域

图6-36 穿透性胎盘植入S2区修复术后18个月,再次妊娠行剖宫产。

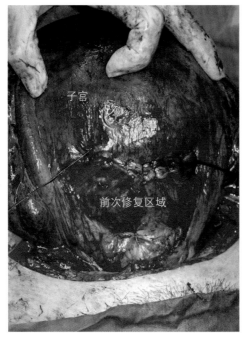

子宫

前次修复区域

图6-37 穿透性胎盘植入修复术后13个月,再次妊娠胎盘植入S1区行剖宫产。

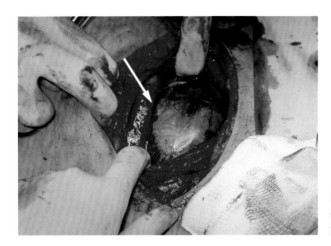

图6-38　穿透性胎盘植入前壁S2区修复术后22个月,再次妊娠胎盘植入S1区行剖宫产。

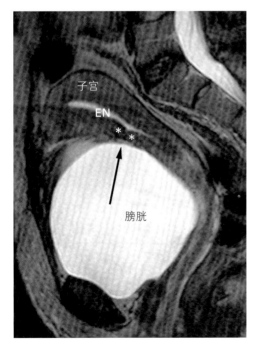

图6-39　子宫磁共振成像:通过一步保守手术法行子宫肌层重建修补术后。图示两个星号之间可见子宫肌层重建修补良好的结局。EN:子宫内膜。

一步保守手术法与其他保守手术有显著的不同,而另一些影像学技术如胎盘磁共振,可以清晰分辨胎盘植入的区域,以便制订特殊的止血方案(Mazouni et al., 2009)。

视频6-1　分离膀胱(一步保守手术法)

分离膀胱是胎盘植入一步保守手术法的第一步,也是子宫切除必不可少的步骤。使用Allis钳牵拉膀胱以利于找到一个合适的角度分离及结扎子宫与膀胱之间的新生血管。由于血管组织脆弱,不建议电凝止血。

——http://dx.doi.org/10.1515/9783110282382_v6.1

视频6-2　改良Ward子宫切开术(一步保守手术法)

2002年Ward发明的改良子宫切开术最开始旨在前置胎盘的止血,但在一步保守手术法中非常重要。膀胱胎盘分离后,在子宫上段膨胀处切开子宫,即使胎盘位于这个区域,也不会失血过多,因为膀胱动脉的侧支血供之前已经结扎及切除。术者将手插入子宫肌层和胎盘之间,在胎膜破裂处通过子宫切口在胎儿分娩之前进行局部剥离。这样胎儿娩出后,大部分胎盘仍附着,从而避免更多的出血,直到相关的子宫止血技术实施及切除胎盘植入部位。

——http://dx.doi.org/10.1515/9783110282382_v6.2

视频6-3　修剪植入部位(一步保守手术法)

胎儿娩出后,切除胎盘及植入的子宫肌壁组织,然后对植入的组织进行修补。

——http://dx.doi.org/10.1515/9783110282382_v6.3

视频6-4　整形手术(一步保守手术法)

视频显示了切除植入的子宫肌壁组织及整个胎盘后进行肌层修补的过程。这种修补类似于剖宫产,将子宫搬出盆腔以便进行缝合及修补。在这一过程中,需密切监测凝血及产妇的纤维蛋白原水平。如需加强子宫止血,需在缝合子宫之前。

——http://dx.doi.org/10.1515/9783110282382_v6.4

6.3.3　二步保守手术法

处理胎盘植入时,当缺少一个有经验的专业团队或者没有血源及相应的资源设备行子宫切除术,原位保留胎盘是一种很好的选择,可以避免急性的、严重的并发症。尽管在一些国家使用这一方法比较普遍,然而,经验丰富的产科医生却不愿选择这种手术(如在阿根廷)。当手术中初步进行了止血等相关处理,并安全娩出新生儿,这就为计划下一步手术提供了时间。两个无其他高危因素的穿透性胎盘植入病例(分别是31岁和36岁)采用了原位保留胎盘的保守手术法。作者及其团队在第一次手术后的1~2周实施了第二次手术,手术步骤同一步保守手术法,但此时组织性质已完全不同。这时,由于新生血管已经萎缩闭锁,子宫表面及膀胱之间轻微的水肿均有利于人工分离。

行二步保守手术法时,胎盘前壁植入部位破裂的风险已不同于剖宫产时,因为胎儿娩出后宫腔压力下降,出血量可明显减少。而由于手术后的水肿,膀胱后壁组织更结实便于人工分离,如同一步保守手术法,下推膀胱至阴道上段在手术操作区域可提供清晰的视野。分离粘连后,切除整个胎盘及连同植入的肌壁组织,用3-0可吸收线仔细缝合膀胱后壁止血。对剩下的胎盘组织进行搔刮。胎盘着床部位的出血来自1~2根粗的血管或毛细血管丛。作者及其团队对于毛细血管丛出血采用1号可吸收线行Cho方形缝合。

切除胎盘植入的部位后,需要两层缝合关闭子宫,并将两层纤维素再生膜(美国爱惜康公司止血纱)放置在子宫切口及膀胱后壁之间。

这两个前置胎盘病例分别在第二次重建修补术后14个月、18个月时再次怀孕,胎盘均位于后壁,遵从产科医生的建议,分别在孕39周及39.5周行剖宫产手术。修复的区域及围产期结局均正常。

尽管二步保守手术法病例不多,在第一步的保守过程中其避免了大出血的风险,第二步避免休克、DIC、再次大出血及再次胎盘植入的复发。相对于组织分离而言,二步保守手术法较一步法分离粘连更简单且降低了出血风险。二步保守手术法的不足也是显而易见的,它需要两次手术而非一次,而这第二步在随访及再次致病率方面相对于传统的胎盘原位保留都是有必要的。

6.3.4 切口妊娠

胎盘附着异常主要是因其附着于子宫瘢痕部位。妊娠发生在原子宫瘢痕处是一种罕见的异位妊娠,但是,在过去10年里经常可见相关报道,可能是剖宫产率增加所致(Seow et al., 2004)。妊娠在原剖宫产瘢痕处,意味着有大量甚至是危及生命的出血、子宫破裂及切除子宫的风险(Marcus et al., 1999)。最常见的症状是阴道出血,通常由B超或彩色B超诊断,MRI通常可以提供更详细的子宫部位组织特征。因其有突然大出血或子宫破裂的风险(Rotas et al., 2006),不推荐期待治疗。通过使用不同的技术或联合使用各种技术,早期诊断切口妊娠,可制订保守治疗的计划,有助于保护生育能力。

切口妊娠的胎盘植入,在解剖和组织学上与穿透性胎盘植入很相似,因为其胎盘植入也可达子宫浆膜层甚至穿透子宫。但是,在相同月份治疗时,对比这两种情况发现,切口妊娠新生血管的形成并没有穿透性胎盘植入那么严重。因为切口妊娠胎盘侵入集中在瘢痕处,这极有可能导致子宫破裂出血。在某些情况下,新生血管的增长是为了满足胎盘供血的增长需求。如果胎儿血液供应和子宫肌层的可持续生长能得到保障,切口妊娠有可能可以妊娠到近足月。

切口妊娠的手术技巧是用于解决三个主要问题:① 出血;② 子宫切口的选择;③ 修复受侵入的组织。尽管最佳治疗方案尚未统一,但是在娩出胚胎或胎儿,切除胎盘组织时需尽可能地减少出血。

全身的化疗杀胚结合宫腔镜清除胚胎组织,已被证明是切口妊娠的一种成功的治疗方案(Chiang et al., 2011)。

腹腔镜手术是清除胚胎和妊娠组织的一种很好的治疗手段,但是,子宫下段前壁由于膀胱的覆盖,瘢痕处妊娠团块不易被清除干净,这是腹腔镜手术的缺点之一。有报道过成功的病例是:将手术推迟1~2周,让瘢痕处妊娠团块增长超过3 cm,以利于在腹腔镜手术中识别(Lee et al., 2008)。

在复杂情况下如子宫破裂时,宫腹腔镜联合治疗可能会成功。在一些病例中已表明,单纯的宫腔镜手术不能治疗切口妊娠子宫破裂的患者,因此有人建议,腹腔镜与宫腹腔镜联合治疗这种病例可能是更好的选择(Li et al., 2011)。

　　全身或局部，单剂量或多剂量或联合使用甲氨蝶呤（MTX）的治疗方案，可以治疗切口妊娠，剩下的退化性妊娠组织或被吸收或自发性的排出，不过这也可能导致持续或间歇性阴道流血，有时甚至是大出血（Wang et al., 2009）。

　　有文献报道：局部注射MTX联合宫腔镜切除切口妊娠组织，可以成功治疗切口妊娠，保留生育能力，并且快速恢复正常的子宫腔形态（Deans et al., 2010）。对于切口妊娠伴有羊膜囊深植入瘢痕处的病例，联合MTX注射和栓塞治疗要优于MTX治疗（Lian et al., 2011）。

　　笔者曾经成功运用一步保守手术治疗了切口妊娠（Palacios-Jaraquemada, 2011）。手术步骤与小月份的胎盘植入手术相似。该手术的优点包括立即解决问题，并且没有使用对身体有较大不良反应的化疗药物或栓塞，完整地切除了植入组织和胚胎滋养层的组织，并且准确地修复了原子宫肌层的薄弱处。

视频6-5　宫旁异位切口妊娠（一步保守手术法）
治疗宫旁异位切口妊娠选择开腹手术。这种类型的异位妊娠也是穿透性胎盘植入，治疗上通常需要运用一步保守手术法。在这种手术中如何精确地选择子宫切口，最关键的是下推膀胱；新生血管小并且距离穿透性胎盘植入很近，但是为了减少额外的出血，精准止血法是必需的。切除所有植入组织和整个胎盘，之后进行整形手术修复子宫。
——http://dx.doi.org/10.1515/9783110282382_v6.5

表 6-1　胎盘植入治疗方案

治疗方案	侵入面积小于子宫的50%	侵入面积大于子宫的50%	有生育要求	无生育要求年龄<40岁	无生育要求年龄>40岁
子宫切除	不推荐	推荐	不推荐	不推荐	推荐
一步保守手术法	推荐	不推荐	推荐	推荐	不推荐
原位保留胎盘	不推荐	推荐	不推荐（高复发率）	推荐	推荐

表 6-2　保守手术方案的比较

具体问题	原位保留胎盘	一步保守手术法	二步保守手术法*
出血量减少	＋＋＋＋＋	＋＋＋＋	1阶段＋＋＋＋＋ 2阶段＋＋
盆腔分离	无	＋＋＋＋＋	＋＋＋＋＋
去除胎盘组织	无或部分	完全	完全
去除植入组织	无	完全	完全
术后恢复	2~6周	3~5天	1阶段：1~2周 2阶段：3~5天
输尿管损伤的可能性	无	＋	＋
术后感染/败血症	中~高	无	初期阶段
术后DIC/出血	＋＋＋	＋	初期阶段
再次妊娠时复发	高	极低（1/82）	未见（报道0/2）
特定的培训	低	高	高
腹部切口	纵形	横形	取决于前次手术

*病例资料极为有限

6.4　手术止血

手术止血可以通过血管阻塞（血管外如血管结扎，或血管内如血管栓塞），血管压迫止血（整个子宫压迫缝合），或者器官的切除（如子宫切除）实现。每一种技术都有其指征，有其优点和缺点，主要取决于治疗团队的培训、设备和胎盘植入区域等。

6.4.1　动脉结扎及压迫止血

子宫动脉结扎一直以来被认为是一种有效的止血方法。1952年沃特斯（Waters, 1952）第一个提出了双侧子宫动脉结扎（图6-40和图6-41），此后，多种复杂的产后出血止血方法被应用以达到更好的止血效果。其中之一是子宫血管逐步阻断术（AbdRadio, 1994），当时立即被广大产科医生接受。然而，因为子宫内部的血管系统彼此都是相通的，其具体的止血原理尚不明确，后来证明是双侧子宫动脉结扎后，通过压力减小可以减少子宫收缩乏力来止血。不幸的是，血管逐步阻断术在相当多的病例中止血失败，特别是在胎盘植入病例中，主要原因可能是这一技术没有充分考虑子宫下段的血管吻合交通系统以及手术实施过程中的凝血功能障碍。1997年，林奇首次报道子宫肌层压迫用于子宫的止血（B-Lynch et al., 1997），后来又陆续报道各种压迫止血方法（Allam & B-Lynch, 2005）。然而这些止血技术由于出血部位的不同，孕妇凝血状态的不同以及胎盘植入的部位而产生不同的效果。几乎包含所有不同类型子宫出血的大量回顾性研究发现，手术技巧与胎盘植入的部位有特定的关系，

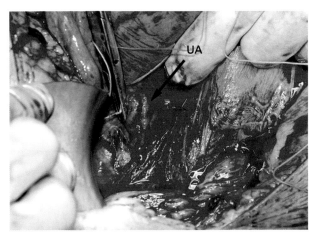

图6-40　术中所见（结扎子宫动脉）1：如果出血灶在S1区建议行子宫动脉结扎，因为宫体的供血主要来自子宫动脉分支。在胎盘异常植入的病例中行子宫动脉结扎有较高的失败率，主要是由于胎盘植入的部位通常在S2区，这个区域通常由宫外的血管蒂组成。UA：子宫动脉。

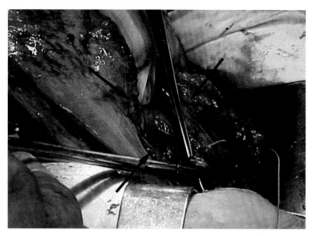

图6-41 术中所见(结扎子宫动脉)2：图示黑色箭头对应的是膀胱后壁，最常见的技术问题是高位结扎。为了精确分离及结扎子宫动脉，有必要下推膀胱充分暴露动脉的主干。

但不是最主要的关系（Palacios-Jaraquemada，2011）。子宫血管结扎、宫腔填塞以及子宫压迫缝合止血，对于宫缩乏力导致的出血有着类似的止血效果。然而在胎盘植入的病例中这些止血方法的效果显著不同。主要考虑胎盘植入的出血灶来自新生血管，而这些新生血管有很大变异及不可预知性。在一些胎盘植入子宫S1区的病例中，常用的止血方法一般难以奏效，特别是多次人流和清宫后发生的胎盘植入。在这些病例中，直肠上动脉的分支是新生血管的源头之一，与子宫血管相互交通吻合。因此它的分支不能通过子宫血管结扎及栓塞阻断，使得局部止血的目的难以达到。然而一些压迫缝合，赵的方形缝合术（Cho et al.，2000）（图6-42）或者佩雷拉的缝合术（Pereira et al.，2005），就是为了达到止血目的而进行特定区域的缝合，而不管有多少血管供应这个区域。如果胎盘植入在S2区，这个区域有来自盆腔腹膜下的多重血管蒂，通过局部切除胎盘植入部位达到止血的目的比较困难。因为这个区域的主要供血来源不在子宫动脉，结扎与阻断子宫血管很难达到止血的目的。然而，使用赵的缝合术可以实现精确的止血。因此胎盘植入S1区，通过赵的方形缝合术可以提高精确的止血，S2区的Cho方形缝合阻断了某一特定区域的所有血管吻合系统而不管有多少血管供应这一区域。赵的缝合术在胎盘植入S2区的一

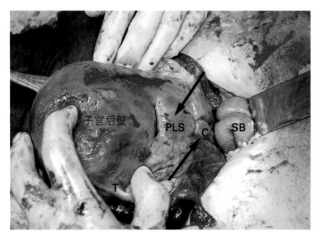

图6-42 图中黑色箭头所示为两个Cho方形缝合，其中一个邻近宫颈，另一个位于后壁下段组织。T：输卵管；SB：小肠。

步保守手术法中或子宫切除术中都是特别有效的。因为阴道上段及宫颈包含了许多由生长因子诱发的新生血管（Palacios-Jaraquemada, 2011）。

6.4.2 栓塞

　　子宫动脉栓塞在产后出血治疗中发挥着重要的作用（图6-43），这不是一个简单的步骤，因为需要知道精细的盆腔血管解剖以及操作者在实施血管阻塞操作时的敏捷熟练程度，特别是在胎盘植入时，使用微导管插入子宫动脉需要高超的技术（Spies, 2004）。因此，行子宫栓塞手术的医生需得到充分的培训，熟练掌握盆腔血管解剖，特别是对于产后出血的成功抢救（Saraia et al., 2002; Wi et al., 2009; Wang et al., 2009; Bensalah et al., 2010）。

　　动脉栓塞在胎盘异常附着治疗时有多种意义，如子宫胎盘面的止血或减少胎盘的血供。懂得血管栓塞是胎盘植入治疗的一部分，这一点很重要。然而，在某一特定手术中栓塞的作用是不同的，如子宫切除、切除胎盘植入部位、原位保留胎盘等。在胎盘植入治疗时，预防性血管栓塞已经被广泛应用。在这些病例中，子宫切除术前应行双侧子宫动脉预防性阻塞。然而，在子宫切除术中血管栓塞是否能减少出血目前尚不清楚，因为所有分离的子宫血管蒂均

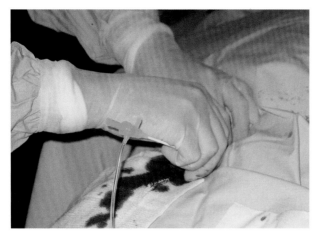

图6-43 经股动脉插入导管进行盆腔栓塞。

被结扎而不是切断。

　　子宫动脉血管栓塞失败的病例也有一些报道，特别是胎盘植入较深时（Chou et al., 2004; Park et al., 2011; Soyer et al., 2010）。这主要与下生殖道血管分布有关，因为膀胱及阴道的血管尤其是子宫下段和膀胱后壁，其血管供血与子宫的血管供血不相关。然而，对于胎盘植入远端末梢止血可以通过子宫动脉栓塞。在胎盘植入的发生进展中，为了增加血供，胎盘产生许多生长因子和血管内皮生长因子。因此在子宫膀胱阴道形成了微血管网，最后形成了明显的新生血管网。因此，栓塞剂在注射压力下反流进入动脉阻塞子宫动脉。动脉栓塞这一过程必须严格谨慎及专业，因为它可能会引起周围血管的不必要栓塞或坏死（Cottier et al., 2002; Porcu et al., 2005; La Folie et al., 2007）。为避免这种并发症，建议介入科专家使用大颗粒明胶海绵。必须强调，尽管明胶海绵是一种可吸收的材料，但也有引起坏死的并发症，因为这种材料的降解通常比较慢，栓塞30天后血管内仍可见明胶海绵颗粒（Cylwik et al., 1985）。如果可吸收或不可吸收的栓塞剂阻塞末梢血管吻合系统，即使使用明胶海绵仍有组织坏死的可能。可以通过剪切得到比较均匀理想的颗粒直径（Katsumori et al., 2006）。近来有一例采用直径为1~2 mm明胶海绵颗粒行子宫动脉栓塞，10天后发生子宫坏死，相关文献也有类似的报道（Tseng et al., 2011）。近来，在动物实验中,通过对直径为1~2 mm的变形明胶海绵颗粒栓塞子宫来研究其与子宫坏死的关系(Sone et al., 2010)。可塑的栓塞颗粒可通过变形进入小血管阻塞毛细血管侧支循环,引起不必要的损伤。然而理论上,高压注入可塑的颗粒就有可能发生这种并发症。尽管明胶海绵是可快速吸收的栓塞剂,但明胶海绵颗粒仍可在血管内持续滞留数周(Vlahos et al., 1980; Sniderman et al., 1981; Ohta et al., 2007),这一事实正好解释了当器官最后的侧支循环堵塞就会导致缺血及坏死,造成不必要的子宫坏死(图6-44)。从这一方面,栓塞术前建议加压缝合,因为栓塞颗粒一旦造成不必要的栓塞,后果无法估计(Palacios-Jaraquemada, 2011)。

在某些国家,胎盘植入通常采用原位保留胎盘的治疗方式。这种处理的优点是减少产后出血的风险,术后并发症主要是感染及再次出血。因此,一些作者在原位保留胎盘缝合子宫后,预防性使用子宫动脉栓塞避免再次出血(Sentilhes et al., 2010)。然而,有些临床医生并不认可这一观点,他们更愿意

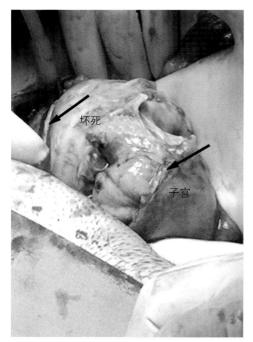

图6-44 图中所示为加压缝合及栓塞术后晚期子宫坏死。由于当时介入治疗止血效果欠佳,加行B-Lynch缝合。22天后,这个产妇血象高,考虑子宫内膜炎。MRI示子宫坏死的征象,开腹探查确诊为子宫坏死。黑色箭头示B-Lynch缝合的部位。

在真正发生产后出血时使用子宫动脉栓塞术。理论上,预防性使用双侧子宫动脉栓塞会增加胎盘原位保留额外的风险。众所周知,胎盘滞留宫腔会增加感染概率,组织血液供应阻断同样会增加感染概率。所以,宫腔内残留大部分(栓塞后)缺血的组织,只会增加感染及败血症的风险而没有任何优势。

然而,子宫动脉栓塞或介入治疗在胎盘植入的术前准备和止血是有效的(图6-45至图6-48),可作为子宫切除术后大出血的止血方法。在检查和治疗特定部位的出血时,血管内介入的精准度是公认的。然而,广泛的培训及管理专业人员处理盆腔内血管蒂如阴道动脉及其分支是成功治疗胎盘植入的关键。S2区的胎盘植入由许多已知和未知的血管组成的吻合血管网供应,如需分离和处理需要高水平的培训及医疗设备资源。事实证明,植入S2区的胎盘植入栓塞的失败率可达50%。为了提高前壁胎盘植入的止血效果,许多介入科专家使用双侧子宫动脉栓塞和髂内动脉前分支栓塞。这个步骤阻塞动脉新生血管最重要的区域,包括膀胱动脉和闭孔动脉的吻合支。然而,双侧子宫动

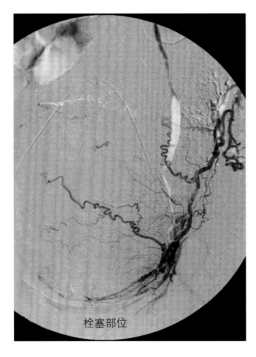

栓塞部位

图6-45 盆腔动脉血管造影:栓塞右侧子宫动脉,原位保留胎盘。子宫动脉被明胶海绵颗粒阻塞。

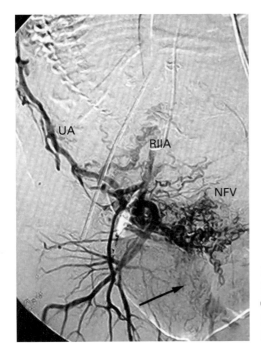

图6-46 盆腔动脉血管造影（前壁穿透性胎盘植入）：动脉导管插入右侧髂内动脉（RIIA）。黑色箭头示与阴道血管蒂组成的侧支血管吻合系统。UA：子宫动脉；NFV：新生血管。

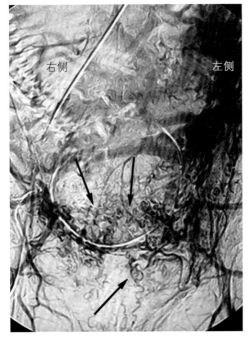

图6-47 盆腔动脉血管造影（前壁及侧壁穿透性胎盘植入）：左侧可见一个扩大的侧支血管供应。上面的箭头示在膀胱后面可见子宫内部血管吻合系统。下面的箭头示阴道血管供应部分。

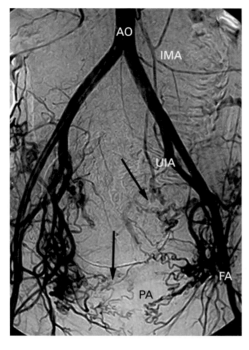

图6-48 盆腔动脉血管造影(前壁胎盘植入): 黑色箭头示子宫动脉与髂内动脉血管吻合系统。IMA: 肠系膜下动脉; AO: 动脉; PA: 阴部内动脉; UIA: 髂内动脉; FA: 股动脉。

脉栓塞并没有触及新生血管的阴道吻合支,因为它的主要侧支血管来自阴部内动脉(髂内动脉的后分支)。同样地,栓塞子宫动脉及髂内动脉的前分支仍可能切除子宫,因为胎盘分离可引起低位吻合系统无法控制的大出血(超出了栓塞血管的范围)。

胎盘原位保留最主要的优点是可避免出血,其次是保留生育能力。各种血管阻断的方法都需要考虑对生育功能的影响,许多相关文献在这一点上存在广泛的争议。一些文献认为,子宫动脉栓塞对生育能力有损害,有一些文献则认为相反。在子宫动脉栓塞过程中,一些小的细节很重要,特别是避免再次损伤(图6-49)。栓塞颗粒的大小及型号,注入的水压,以及血管吻合系统变异性,这些都可能影响止血的效果,因为膀胱血供与子宫动脉在胎盘植入时广泛吻合(图6-50)。阻塞远端末梢的血管吻合系统可能产生卵巢早衰及减少子宫内膜的血供(Amato et al., 2001; Tropeano et al., 2003; Chitrit et al., 2006)。然而,有文献报道,如果是有经验的操作者可以避免卵巢损伤及确保这个步骤的安全性（Lei et al., 2007）。近来的文献（Berkane et al., 2010）报道，使用小颗粒栓塞剂，特别是在肌瘤的栓塞，可以减少子宫内膜及卵巢血管阻塞的风险。因此，除了前瞻性试验，其余均需充分告知孕妇及家属，对于有生育要求的孕妇，血管控制可能不适合。目前发表的文献均为小样本，因此研究子宫动脉栓塞后对生育能力的影响，以及手术后生育能力的影响，需要更多样本进一步证明。因此，强烈建议子宫血管阻断术及栓塞须由一个在产科有专门培训的介入科专家实施，并不是所有的操作技术及栓塞材料都是同一水平的。

在胎盘植入，特别是穿透性胎盘植入，选择性动脉栓塞的成功概率相对于之前的文献报道要低。其中一个主要原因是阴部内动脉的血管重塑（Chou,

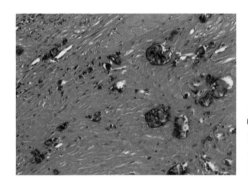

图6-49　栓塞后的子宫组织切片：使用颗粒（500~900 μ）及明胶海绵颗粒完全阻断。放大200X，苏木红染色，纤维组织区域可见大量的钙化组织；切缘的中上段可见苍白的椭圆区域，该区域完全被植入。

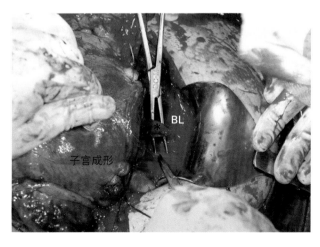

图6-50　术中所见：星号显示粗的血管直接连接子宫动脉及膀胱。不必要的血管栓塞导致膀胱的不必要栓塞。BL：膀胱。

2004）。选择性动脉栓塞似乎更适用于子宫收缩乏力而不是剖宫产术后引起的休克病例。在胎盘植入的病例中,选择性血管栓塞需多学科参与及讨论(Touboul et al., 2008)。有些国家将子宫止血等同于子宫动脉的栓塞,并认为这是一个技术含量不高的操作,这个观点可能需要废弃。

视频6-6　正常栓塞

子宫动脉栓塞阻塞子宫动脉主干及其第一支分支的血流,而其末梢的血管网不受影响,避免了子宫局部的缺血坏死。这一步骤是受控制的血管阻断术。

——http://dx.doi.org/10.1515/9783110282382_v6.6

视频6-7　小颗粒栓塞

不推荐在子宫动脉栓塞时使用小颗粒。尽管可以用于止血,但是阻塞的远端子宫毛细管网可能会导致缺血或坏死。尽管可以成功止血,但是可能会造成晚期并发症,如子宫内膜粘连、宫腔生长受限或流产。使用小颗粒,其迁移也被认为与卵巢循环有关,并认为其可能与年轻女性的卵巢早衰有关。

——http://dx.doi.org/10.1515/9783110282382_v6.7

视频6-8　高压栓塞

在子宫动脉栓塞时,技术细节是非常重要的。据说使用 1 000 μ 或更大的颗粒不可能导致子宫坏死。然而,最近的文献报道了使用校正的 1 000 μ~2 000 μ 的颗粒,发生了子宫坏死。一个可能的解释是,大型可吸收的颗粒在超高压下变成了小颗粒。在这种情况下,变形的颗粒会导致远端毛细管网的阻塞,循环停止。

——http://dx.doi.org/10.1515/9783110282382_v6.8

6.5　手术后管理

胎盘植入在其治疗的每个阶段,都需要精细的管理,包括术前诊断、临床手术决策及手术后管理。在最后阶段,手术后的管理,必须注意其可能存在的出血、低血压、休克或凝血功能障碍。不管胎盘植入治疗的具体手术过程(保守或根治手术)及手术的复杂性如何,密切监测仍是首选。很显然,不同医院的结构各不相同,有些医院可能对于复杂的手术有特殊设备管理,但是几乎所有的医院均有重症监护室。

6.5.1　预防血栓形成

剖宫产的并发症及术后恢复情况受患者术前的身体条件影响。与紧急剖宫产这一过程相关的死亡率比阴道分娩高5倍。剖宫产时预防血栓形成,不仅可以降低发病率,而且可以减少再次妊娠的并发症(Jackson et al., 2001)。妊娠及产后的妇女发生静脉血栓的风险较未妊娠妇女高4~5倍(Heit et al., 2005)。导致血栓形成的高危因素有三:血液淤积、血管创伤及高凝状态,这三种因素都存在于孕期及产后妇女身上(Davis et al., 2010)。

对于在术中或术后明确知道有血栓风险的患者,在恢复正常行走前,推荐使用间歇性腿部压缩机。在各种不同的情况下,机械性预防血栓形成,也被认为是一种有效的措施(Casele Grobman, 2006)。

妊娠增加了体内凝血因子的浓度,广泛盆腔手术增加了不可预测的术后血栓形成风险。有血栓形成倾向的患者,在手术前首选间歇性腿部压缩机,因为当患者躺在手术室时,腿部就有形成血凝块的风险了。如果是在手术后决定使用间歇性腿部压缩机,那么在使用前,建议先给腿部进行多普勒B超检测,以检测可能未被发现的深静脉血栓(DVT)。如果检查结果是正常的,那么使用间歇性腿部压缩机是没有风险的。如果血小板计数高于$100 \times 10^9/L$,且没有出血的证据,手术后8~12 h可以使用低分子肝素。通常的剂量是40 U/24 h低分子肝素,直到患者可以无限制下床活动。研究分析表明,剖宫产后使用低分子肝素的好处超过其使用的风险(Blondon et al., 2010)。

6.5.2　镇痛

标准镇痛对于围产期子宫切除或胎盘原位保留的情况通常已经足够,但是对于一步保守手术法而言,尚需改进。组织解剖、膀胱移位、切除胎盘植入区和子宫组织修复增加了额外的疼痛。有两种镇痛方案供选择,一种为阿片类药物,如吗啡或芬太尼;另一种是使用吗啡注入泵,加入酮咯酸等非甾体类止痛剂。吗啡镇痛效果好,但是当出现不良症状,如恶心或呕吐,其很难管理。注入吗啡的方案更加灵活且易于管理,特别是如果患者需要增加额外的剂量时。注射用药物吗啡使用1天或2天之后,建议使用合成吗啡如右旋丙氧芬,结合非甾体类镇痛药4天。最近的一项研究报道,咪达唑仑添加到高压低剂量丁哌卡因行硬膜下腔麻醉,可大大提高手术麻醉的质量,延长镇痛时间,而没有任何不利影响(Akhtaruzzaman et al., 2010)。

7 结果

评估胎盘植入的治疗效果主要从以下几个方面：死亡率、发病率和生育能力。早期孕产妇的死亡率与出血程度密切相关，而晚期并发症与持续性休克后的器官损伤有关。围生期子宫切除发病率高，常见的并发症包括心脏骤停、弥散性血管内凝血（DIC）、肺水肿、败血症和膀胱损伤（Smith et al., 2007），以及席汉综合征（Tessnow et al., 2010）。胎盘植入是产后子宫切除的主要病因，虽然子宫切除是一种挽救生命的手术方式，但它与产妇死亡率高具有相关性（varras et al., 2010）。

7.1 概述

胎盘植入随着剖宫产率上升呈明显增加趋势，只有少数国家能够保持低剖宫产率。然而，在多产和高剖宫产率的国家，胎盘植入几乎盛行。造成这一原因的因素有多种，前次剖宫产次数增加，产钳助产少，胎儿监测的改变，臀位，医疗事故索赔的恐惧，以及剖宫产较阴道分娩结束分娩时间短等。换言之，仅仅通过实施鼓励阴道试产政策，似乎不能解决问题。然而，解决方案可能隐藏在子宫本身的组成结构中。子宫主要由肌肉、胶原组织组成。宫体由于其收缩功能，肌肉的比例很高。在子宫下部，正好相反，因为它的保胎作用，胶原蛋白比例很高。子宫下段有较高比例的胶原蛋白，随着每次剖宫产，瘢痕形成胶原纤维的比率增加，使得以前的剖宫产术后瘢痕处不可延伸，会改变随后妊娠的分娩方式。胎盘植入的风险因而增加，胎盘植入的风险与剖宫产次数有关。子宫胶原暴露与哺乳动物的子宫内膜蜕膜化不良有关（White et al., 2004），而子宫内膜退化与妊娠息息相关。正常子宫内膜和肌层结构的缺失是胎盘植入发生的关键。当子宫肌层组织不能提供足够的胎盘血液供应，胎盘组织产生的生长因子及血管生成因子会扩大微血管吻合（tantbirojn et al., 2008），确保胎盘有足够的血液供应。

　　研究表明，一步保守手术法切除了植入的肌层组织和上次子宫瘢痕组织，在随后的妊娠中几乎无胎盘植入复发（1.2%）。相对于其他保守治疗的复发率（35%~70%），这个比率是很低的（Provensal et al., 2010; Kayem et al., 2007）。除了去除胎盘，胎盘植入的两种保守治疗方法，一步保守手术法和原位保留胎盘之间的主要区别是，切除了植入区域（子宫切口瘢痕）和子宫前壁的修复。原位保留胎盘保守治疗是避免初次出血不错的选择，但在接下来的数周或数月需要密切临床随访直到胎盘吸收或排出。虽然它最初显示出避免大出血的优势，但这一方式并未彻底解决胎盘植入导致的肌层受损（图7-1和图7-2）。

　　当前，阿根廷和比利时两国研究比较胎盘植入组织和子宫瘢痕部位的相似性及差异。如果证明胶原暴露点是胎盘植入部位，该解决方案可以很简单、方便、可行，且与剖宫产次数无明显相关性。预防性切除整个剖宫产瘢痕部位（子宫下段），可防止在随后妊娠中的异常胎盘植入。通过切除胎盘植入组织和一步保守手术法行子宫重建所形成的子宫瘢痕与前次剖宫产瘢痕明显不同，因为参与愈合的肌层厚度及胶原蛋白类型不同。

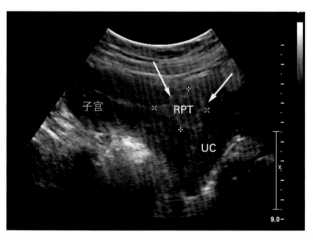

图7-1　腹部超声图像（胎盘原位保留）显示在分娩后4个月的保留胎盘组织（RPT）。白色的箭头标记限制受损的子宫前壁。UC：子宫颈。

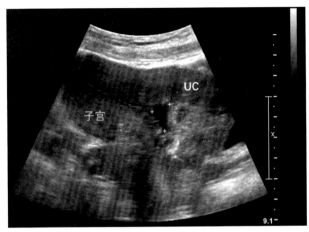

图7-2　腹部超声（原位保留胎盘）：保守治疗后子宫前壁的缺损。缺损的组织在下次妊娠时出现胎盘植入的复发率可能性高。UC：子宫颈。

7.2　妊娠结局

当产前已经诊断为胎盘植入，应做好子宫切除的准备，需有足够的医疗资源，包括大量输血。术中应注意失血量，结合血容量、携氧能力及凝血因子早期使用血液制品可减少围术期并发症的风险（Belfort, 2010; Karayalçn et al., 2011; Warschak et al., 2011）。孕产妇死亡率主要与出血量、凝血功能障碍，以及持续休克有关。孕产妇死亡率与休克持续时间而不是血容量丢失量的关系更紧密。对于一个有严重出血的患者，这点很重要。在任何情况下，必须通过血流阻断初步止血，恢复血容量，然后再通过子宫切除或其他方法达到最终止血的目的。不幸的是，近端血流阻断和血流动力学参数在出血的早期往往被忽视，导致后期并发症。如果问题是患者大量出血而不是棘手的子宫出血，团队合作是必不可少的。近端血流阻断不是一个复杂的问题，但它需要基础知识和长时间的实践经验来解决，因为更少的出血等于更少的并发症。

原位保留胎盘的保守治疗，出血量少，但有更多的感染并发症，包括感染、感染性休克、败血症、子宫内膜炎、伤口感染、腹膜炎、肾盂肾炎、膀胱子宫瘘、子宫坏死（Sentilhes, 2010），以及其他并发症。

虽然一步保守手术法的妊娠结局及生殖能力尚无报道，但是这一式的结果是令人鼓舞的。其解决了胎盘植入的主要问题，即切除胎盘植入区域及整个胎盘组织，可以避免后续的感染及复发问题。然而，这一术式需要强化培训手术解剖及分离、应用近端血流阻断及子宫特异性手术止血方法。

8 总结

胎盘植入的治疗虽然复杂,但在准备充足的情况下也并非不可能。识别危险因素和产前诊断筛查是规划其后续管理必不可少的。多学科团队术前充分讨论,并制订适当的诊疗计划。血流阻断在切除手术如一步保守手术或子宫切除时,是必须使用的,原位保留胎盘需要严密的临床掌控。由于胎盘植入涉及许多方面,为了在胎盘植入的管理中获得最佳结果,培训、资源和知识是必不可少的。

8.1 快速指南

8.1.1 临床危险因素

1)前次剖宫产和前置胎盘。

2)反复多次剖宫产。

3)前置胎盘与清宫。

4)人工流产。

5)剖宫产术后诊刮术(D&C)。

6)前次子宫手术史。

7)放疗。

8)年龄大于35岁。

9)IVF-ET术后。

8.1.2 超声

1)有临床高危因素的患者,在孕18周时,超声可发现胎盘植入。

2）胎盘植入最可靠的标志是存在不规则的动脉血流信号。

3）妊娠早期，在子宫瘢痕部位的低置孕囊强烈提示胎盘植入。

4）前置胎盘和剖宫产史是产前诊断胎盘植入敏感性较高的可靠指标。

5）对于S2区植入首选经阴道超声检查（图8-1），因为它在该区域可以提供更好的图像分辨率。

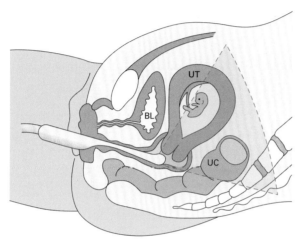

图8-1 经阴道超声检查。BL：膀胱；UT：子宫；UC：直肠。

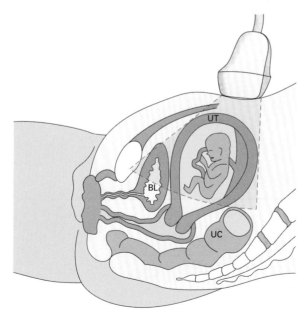

图8-2 腹部超声扫描。BL：膀胱；UT：子宫；UC：直肠。

8.1.3　胎盘磁共振成像（pMRI）

1）在外科手术如子宫切除术或一步保守手术前，使用pMRI可以显示胎盘植入区域，胎盘植入具体特点，以及是否有宫旁浸润（第一指征）。

2）当超声诊断可疑（第二和罕见指征），特别在没有可识别的危险因素情况下，用于胎盘异常植入的诊断。

3）首选T2加权成像技术，建议5 mm切片矢状面、冠状面和轴平面成像。

4）子宫前壁胎盘植入，了解膀胱后壁的解剖结构是必要的。

5）研究必须把重点放在整个膀胱的细节上，需谨记的是，这项研究不同于胎儿磁共振成像，应扫描整个子宫。

6）矢状面和冠状面S2区扫描可提供很重要的信息。建议首选S2区扫描，因为少数患者可能不能耐受一次完整的pMRI扫描，则仍可得到初始的S2区扫描图像。

8.1.4　多普勒

1）多普勒超声是超声诊断的补充，并不揭示疾病的征象。

2）三维多普勒超声可防止过度诊断前置胎盘，可用于发现膀胱的胎盘植入。

8.1.5　手术

1）穿透性胎盘植入建议35周终止妊娠，胎盘粘连建议37周终止妊娠。计划分娩可以避免预期的并发症。

2）手术方式的选择取决于胎盘植入的类型、可利用的资源，以及治疗团队的手术技巧。最好的治疗是在胎儿分娩过程中防止大出血和避免并发症。

3）胎盘植入根据孕产妇的具体情况选择保守治疗或子宫切除，在这方面没有严格的规定。

4）安全管理各种类型的胎盘植入，需要近端血流阻断的相关理论知识及手术技巧。

5）产前没有确诊但术中发现明显的胎盘植入，做出处理决策之前尤其需要谨慎。如果胎儿或母体状况尚稳定，可以召集多学科团队及准备充分的医疗资源，不应贸然行子宫切除。如果母亲或胎儿的状况不宜继续等待，避开胎盘取子宫安全区切开子宫娩出新生儿。应该谨记，一旦开始处理，就要腾出时间及清晰的头脑来决定进一步的措施。如果子宫切除术或人工剥离胎盘触发大量出血，则没有其他重选的机会，此时精确的血流阻断可以为请求支援提供有限的、宝贵的时间。而结扎脐带及缝合关闭子宫是在多学科团队到达前最安全的选择。

视频8-1　出血（术中）

剥离胎盘事先需进行仔细的评估，因为一旦大出血，就难以挽回。为达到精确的血流阻断需要有合适的医疗资源并掌握手术技能和基本知识。应注意短期内的失血量，如果术中分离解剖膀胱和胎盘植入区域不到位，低位的血流阻断几乎是不可能的。一旦出现此情况，建议在骶骨岬压迫肾下腹主动脉直到其他止血方式可行。在这样的情况下，快速切除子宫几乎是不可能的，或者有很高的低血容量性休克风险。

——http://dx.doi.org/10.1515/9783110282382_v8.1

6）术中如发现宫旁侵入对产科医生而言是一个很大的挑战，无论是一步保守手术法还是子宫切除，手术操作者开始操作前均需充分评估他们的手术技能、医疗资源。输尿管分离，解剖操作空间狭窄，大量的新生血管浸润是手术治疗宫旁侵入时要解决的最重要的技术问题。

8.1.6　介入放射治疗

1）在前壁的前置胎盘，子宫动脉栓塞并不能达到完全止血的目的（这是最常见使用的方法）。

2）髂内动脉栓塞对前置胎盘而言，并不是一个很好的近端血流阻断方法。

3）对髂内动脉前干支使用大颗粒栓塞剂（>1 000 μ）栓塞，通常会减少在胎盘植入区域的侧支血流量，在子宫切除术中减少子宫出血。

4）用不适当的栓塞材料大量或强制栓塞会增加不必要的栓塞，从而导致相应组织器官缺血坏死。小颗粒栓塞材料可以起到精准的止血,但也可能导致远期卵巢和子宫内膜功能障碍。

5) 经股动脉行腹主动脉球囊阻断是控制盆腔大出血的最佳方法之一。球囊以一种瘪的状态预置入腹主动脉内,直到大出血需要止血时充盈腹主动脉球囊达到止血的目的,该阻断是可以通过解除阻断逆转的,且不影响血流动力学改变。我们应该记住,最佳的血流阻断可以为补充血容量及组织后续治疗争取时间。

6) 将胎盘植入引起的活动性出血转入到介入放射室是一个复杂的问题。转移途中如没有专业医生和较高的医疗资源设备援助是相当危险的。在转移过程中应注意保持最佳的血压和安全的凝血功能;在这种情况下,低血压和凝血功能障碍是治疗失败的主要原因。血管再分布和血管痉挛是病情不稳定患者的其他问题。

8.1.7 血流动力学和凝血状态

备4个单位的浓缩红细胞和良好的血管通路可以在管理大出血时避免病情延误。低血压的持续时间与后期并发症密切相关,尤其是多器官功能衰竭。立即近端血流阻断和早期补充液体、血液,以及血液制品是治疗大出血所必需的。不可控制的出血是休克、酸中毒、凝血功能障碍及其他严重疾病的主要原因。

胎盘植入致大出血可产生凝血功能障碍。最常见的是纤维蛋白原消耗和血小板功能障碍。除了在几个医疗中心监测外,纤维蛋白原水平的检测至少需要30 min。为此,一旦有凝血功能障碍的临床证据,建议每10 kg体重输入1 U冷沉淀。稀释性凝血功能障碍主要出现在失血后大量的补液,这可以通过每输注一个单位的浓缩红细胞便输一个单位的血浆来避免。

8.1.8 生殖结局

保守的治疗方法可以保留生育能力,但其复发率不尽相同。治疗前需全面评估医疗资源、预期的并发症及随访可能性。虽然术前的研究分析可以提供关于胎盘植入的类型、程度及胎盘植入区域的相关信息,但是全面的诊断只能在手术探查时明确。

8.2 结论

解决胎盘异常是产科医生面临的一大挑战。诊断方法的进步使这种疾病在术前更易识别，但成功的外科手术管理需要一个良好的有技能的治疗团队。胎盘异常时解剖结构异常和丰富的循环灌注使手术失误的代价太大。然而，全世界范围多中心调查研究提供了处理这种疾病有用的信息。

一个主要的变化是修正了胎盘异常的病因，它与患者的剖宫产次数无关，但当这一天来临的时候，产科医生需要协调彼此的工作来应对这个具有挑战性的疾病。

参考文献

Abbas F, Talati J, Wasti S, et al., 2000. Placenta percreta with bladder invasion as a cause of life threatening hemorrhage. J Urol, 164: 1270−1274.

AbdRabbo S A, 1994. Stepwise uterine devascularization: A novel technique for management of uncontrolled postpartum hemorrhage with preservation of the uterus. Am J Obstet Gynecol, 171: 694−700.

Akhtaruzzaman A K, Banik D, Akhtar M F, et al., 2010. Prolonged analgesia by adding midazolam and hyperbaric bupivacaine in subarachnoid block for lower uterine caesarian section. Mymensingh Med J, 19: 569−575.

Allam J, Cox M, Yentis S, 2008. Cell salvage in obstetrics. Int J Obstet Anesth, 17: 37−45.

Allam M S, B-Lynch C, 2005. The B-Lynch and other uterine compression suture techniques. Int J Gynaecol Obstet, 89: 236−241.

Amato P, Roberts A C, 2001. Transient ovarian failure: A complication of uterine artery embolization. Fertil Steril, 75: 438−439.

Andoh S, Mitani S, Nonaka A, et al., 2011. Use of temporary aortic balloon occlusion of the abdominal aorta was useful during cesarean hysterectomy for placenta accreta. Masui, 60: 217−219.

Arulkumaran S, Ng C S, Ingemarsson I, et al., 1986. Medical treatment of placenta accreta with methotrexate. Acta Obstet Gynecol Scand, 65: 285−286.

Bakri Y N, Sundin T, Mansi M, et al., 1995. Augmentation cystoplasty after cesarean hysterectomy for placenta previa-percreta. SD J Med, 48: 121−123.

Baughman W C, Corteville J E, Shah R R, et al., 2008. Placenta accreta: Spectrum of US and MR imaging findings. Radiographics, 28: 1905−1916.

Belfort M A, 2010. Publications Committee, Society for Maternal-Fetal Medicine. Placenta accreta. Am J Obstet Gynecol, 203: 430−439.

Belou P, 1934. Stereoscopic atlas of human arterial anatomy, vol.3, Part 2, in: Anatomic Revision of Arterial System. Buenos Aires: El Ateneo, 3: 98−119.［In Spanish］.

Bensalah J, Dumousset E, Niro J, et al., 2010. Aberrant ovarian and uterine feeding from the renal artery at the end of gestation: Two cases. J Vasc Interv Radiol, 21: 1911−1912.

Bergman R A, Afifi A K, Miyauchi R. Illustrated encyclopedia of human anatomic variation: Opus II: Cardiovascular system: Arteries: Pelvis. http: //www.ana tomyatlases.org/AnatomicVariants/Cardiovascular/Text/Arteries/Uterine.shtml [Retrieved 5 May, 2011].

Berkane N, Moutafoff-Borie C, 2010. Impact of previous uterine artery embolization on fertility. Curr Opin Obstet Gynecol, 22: 242–247.

Blaisdell F W, 2002. The pathophysiology of skeletal muscle ischemia and the reperfusion syndrome: A review. Cardiovasc Surg, 10: 620–630.

Blondon M, Perrier A, Nendaz M, et al., 2010. Thromboprophylaxis with low-molecular-weight heparin after cesarean delivery. Thromb Haemost , 103: 129–137.

B-Lynch C, Coker A, Lawal A H, et al., 1997. The B-Lynch surgical technique for the control of massive postpartum haemorrhage: An alternative to hysterectomy? Five cases reported. BJOG, 104: 372–375.

Borekci B, Ingec M, Kumtepe Y, et al., 2008. Difficulty of the surgical management of a case with placenta percreta invading towards parametrium. J Obstet Gynaecol Res, 34: 402–404.

Borell U, Fernstrom I, 1953. The adnexal branches of the uterine artery; an arteriographic study in human subjects. Acta Radiol, 40: 561–582.

Brody H, 1963. Placenta accreta: Report of five cases and a plan of management. Can Med Assoc J, 89: 499–503.

Burchell R C, Olson G, 1966. Internal iliac artery ligation: Aortograms. Am J Obstet Gynecol, 94: 117–124.

Burchell R C, 1964. Internal iliac artery ligation: Haemodynamics. Obstet Gynecol, 24: 737–739.

Burchell R C, 1968. Physiology of internal iliac artery ligation. J Obstet Gynaecol Br Commonw, 75: 642–651.

Butt K, Gagnon A, Delisle M F, 2002. Failure of methotrexate and internal iliac balloon catheterization to manage placenta percreta. Obstet Gynecol, 99: 981–982.

Caliskan E, Tan O, Kurtaran V, et al., 2003. Placenta previa percreta with urinary bladder and ureter invasion. Arch Gynecol Obstet, 268: 343–344.

Camuzcuoglu H, Toy H, Vural M, et al., 2010. Internal iliac artery ligation for severe postpartum hemorrhage and severe hemorrhage after postpartum hysterectomy. J Obstet Gynaecol Res, 36: 538–543.

Capechi E, 1933. Placenta accreta abandonata in utero cesarizzato. Ritorno progressivo di questo allo stato normales enza alcuna complicanza (reasorbimiento autodigestione uterina della placenta?). Policlin, 40: 347. [In italian].

Casele H, Grobman W A, 2006. Cost-effectiveness of thromboprophylaxis with inter-mittent pneumatic compression at cesarean delivery. Obstet Gynecol , 108(3 Pt 1):

535−540.

Chelli D, Boudaya F, Dimassi K, et al., 2010. Hypogastric artery ligation for post- partum hemorrhage. J Gynecol Obstet Biol Reprod (Paris), 39: 43−49.

Cherney L S, 1941. A modified transverse incision for low-abdominal operations. Surg Gynecol, 72: 92−95.

Chiang A J, La V, Chou C P, et al., 2011. Ectopic pregnancy in a cesarean section scar. Fertil Steril, 95: 2388−2389.

Chiang Y C, Shih J C, Lee C N, 2006. Septic shock after conservative management for placenta accreta. Taiwan J Obstet Gynecol, 45: 64−66.

Chitrit Y, Zafy S, Pelage J P, et al., 2006. Amenorrhea due to partial uterine necrosis after uterine artery embolization for control of refractory postpartum hemorrhage. Eur J Obstet Gynecol Reprod Biol, 127: 140−142.

Cho J H, Jun H S, Lee C N, 2000. Hemostatic suturing technique for uterine bleeding during cesarean delivery. Obstet Gynecol, 96: 129−131.

Chou M M, Chen W C, Tseng J J, et al., 2009. Prenatal detection of bladder wall involvement in invasive placentation with sequential two-dimensional and adjunctive threedimensional ultrasonography. Taiwan J Obstet Gynecol, 48: 38−45.

Chou Y J, Cheng Y F, Shen C C, et al., 2004. Failure of uterine arterial embolization: Placenta accreta with profuse postpartum hemorrhage. Acta Obstet Gynecol Scand, 83: 688−690.

Chou M M, Ho E S, Lu F, et al., 1992. Prenatal diagnosis of placenta previa/accreta with color Doppler ultrasound. Ultrasound Obstet Gynecol, 2: 293−296.

Chou M M, Ke Y M, Wu H C, et al., 2010. Temporary cross-clamping of the infrarenal abdominal aorta during cesarean hysterectomy to control operative blood loss in placenta previa increta/percreta. Taiwan J Obstet Gynecol, 49: 72−76.

Christopoulos P, Hassiakos D, Tsitoura A, et al., 2011. Obstetric hysterectomy: A review of cases over 16 years. J Obstet Gynecol, 31: 139−141.

Clark S L, Koonings P P, Phelan J P, 1985a. Placenta previa/accreta and prior cesarean section. Obstet Gynecol, 66: 89−92.

Clark S L, Phelan J P, Yeh S Y, 1985a. Hypogastric artery ligation for obstetric hemorrhage. Obstet Gynecol, 66: 353−356.

Collange O, Charton A, Greib N, et al., 2010. Correlation between arterial and capillary lactate measurements in a porcine hemorrhagic shock model. J Trauma, 68: 32−34.

Committee on Maternal Welfare, 1966. Maternal mortality studies: Vaginal and uterine lacerations. Can Med Assoc J, 95: 219−221.

Comstock C H, 2011. The antenatal diagnosis of placental attachment disorders. Curr Opin Gynecol Obstet, 23: 117−122.

Cottier J P, Fignon A, Tranquart F, et al., 2002. Uterine necrosis after arterial embolization for postpartum hemorrhage. Obstet Gynecol, 100(5 Pt 2): 1074−1077.

Cylwik B, Darewicz J, Karasewicz B, 1985. Histological and histochemical changes in the dog kidney after renal artery embolization with Spongostan. Int Urol Nephrol, 17: 203−210.

Davis J D, Cruz A, 1996. Persistent placenta increta: a complication of conservative management of presumed placenta accreta. Obstet Gynecol, 88(4 Pt 2): 653−654.

Davis S M, Branch D W, 2010. Thromboprophylaxis in pregnancy: Who and how? Obstet Gynecol Clin North Am, 37: 333−343.

Deans R, Abbott J, 2010. Hysteroscopic management of cesarean scar ectopic pregnancy. Fertil Steril, 93: 1735−1740.

De Lloyd L, Bovington R, Kaye A, et al., 2011. Standard haemostatic tests following major obstetric haemorrhage. Int J Obstet Anesth, 20: 135−141.

Dietrich C S 3rd, Gehrich A, Bakaya S, 2008. Surgical exposure and anatomy of the female pelvis. Surg Clin North Am, 88: 223−243.

Dilauro M D, Dason S, Athreya S, 2012. Prophylactic balloon occlusion of internal iliac arteries in women with placenta accreta: Literature review and analysis. Clin Radiol, 67: 515−520.

Diop A N, Bros S, Chabrot P, et al., 2009. Placenta percreta: urologic complication after successful conservative management by uterine arterial embolization: A case report. Am J Obstet Gynecol, 201: e7−e8.

Doumouchtsis S K, Arulkumaran S, 2010. The morbidly adherent placenta: An overview of management options. Acta Obstet Gynecol Scand, 89: 1126−1133.

Dubois J, Garel L, Grignon A, et al., 1997. Placenta percreta: Balloon occlusion andembolization of the internal iliac arteries to reduce intraoperative blood losses. Am J Obstet Gynecol, 176: 723−726.

Duenas-Garcia O F, Diaz-Sotomayor M, Rico-Olvera H, 2011. Utility of the pulsatility index of the uterine arteries and human chorionic gonadotropin in a series of cases of placenta accreta. J Obstet Gynecol Res, 37: 1112−1116.

Dwyer B K, Belogolovkin V, Tran L, et al., 2008. Prenatal diagnosis of placenta accreta: Sonography or magnetic resonance imaging? J Ultrasound Med, 27: 1275−1281.

El Behery M M, Rasha L E, El Alfy Y, 2010. Cell-free placental mRNA in maternal plasma to predict placental invasion in patients with placenta accreta. Int J Gynaecol Obstet, 109: 30−33.

Eller A G, Bennett M A, Sharshiner M, et al., 2011. Maternal morbidity in cases of placenta accrete managed by a multidisciplinary care team compared with standard obstetric care. Obstet Gynecol, 117(2 Pt 1): 331−337.

Elmir R, Schmied V, Jackson D, et al., 2012. Between life and death: Women's experiences of coming close to death, and surviving a severe postpartum haemorrhage and emergency hysterectomy. Midwifery, 28: 228−235.

Elsayes K M, Trout A T, Friedkin A M, et al., 2009. Imaging of the placenta: A multimodality pictorial review. Radiographics, 29: 1371−1391.

Erber W N, Perry D J, 2006. Plasma and plasma products in the treatment of massive haemorrhage. Best Pract Res Clin Haematol, 19: 97−112.

Esh-Broder E, Ariel I, Abas-Bashir N, et al., 2011. Placenta accreta is associated with IVF pregnancies: A retrospective chart review. BJOG, 118: 1084−1089.

Evans S, McShane P, 1985. The efficacy of internal iliac artery ligation in obstetric hemorrhage. Surg Gynecol Obstet, 160: 250−253.

Fargeaudou Y, Soyer P, Morel O, et al., 2009. Severe primary postpartum hemorrhage due to genital tract laceration after operative vaginal delivery: Successful treatment with transcatheter arterial embolization. Eur Radiol, 19: 2197−2203.

Fernstrom I, 1955. Arteriography of the uterine artery: Its value in the diagnosis of uterine fibromyoma, tubal pregnancy, adnexal tumour, and placental site localization in cases of intrauterine pregnancy. Acta Radiol, 122: 1−128.

Filardo J, Nagey D A, 1990. An unusual presentation: placenta percreta with uterine conservation. J Perinatol, 10: 206−208.

Flood K M, Said S, Geary M, et al., 2009. Changing trends in peripartum hysterectomy over the last 4 decades. Am J Obstet Gynecol, 200: 632.e1−e6.

Franchini M, Franchi M, Bergamini V, et al., 2008. A critical review on the use of recombinant factor VIIa in life-threatening obstetric postpartum hemorrhage. Semin Thromb Hemost, 34: 104−112.

Gauthier T, Garuchet-Bigot A, Benacquista M, et al., 2011. Conservative management of placenta percreta invading the bladder: Be patient. J Gynecol Obstet Biol Reprod (Paris), 40: 169−173.［In French］.

Genbacev O, Zhou Y, Ludlow J W, et al., 1997. Regulation of human placental development by oxygen tension. Science, 277: 1669−1672.

Greenberg J I, Suliman A, Iranpour P, et al., 2007. Prophylactic balloon occlusion of the internal iliac arteries to treat abnormal placentation: a cautionary case. Am J Obstet Gynecol, 197: 470e1−470e4.

Haratz-Rubinstein N, 2002. Prenatal diagnosis of placenta accreta. Contemp Ob Gyn, 4: 116−142.

Hayman R G, Arulkumaran S, Steer P J, 2002. Uterine compression sutures: Surgical management of postpartum hemorrhage. Obstet Gynecol，99: 502−506.

Heit J A, Kobbervig C E, James A H, et al., 2005. Trends in the incidence of venous thromboembolism during pregnancy or postpartum: A 30-year population-based study. Ann Intern Med, 143: 697−706.

Henrich W, Surbek D, Kainer F, et al., 2008. Diagnosis and treatment of peripartum bleeding. J Perinat Med, 36: 467–478.

Hoffman M S, Karlnoski R A, Mangar D, et al., 2010. Morbidity associated with nonemergent hysterectomy for placenta accreta. Am J Obstet Gynecol, 202: 628. e1–e5.

Hoffman-Tretin J C, Koenigsberg M, Rabin A, et al., 1992. Placenta accreta. Additional sonographic observations. J Ultrasound Med, 11: 29–34.

Hsu W C, Lim K E, Hsu Y Y, 2005. Inadvertent embolization of a persistent sciatic artery in pelvis trauma. Cardiovasc Intervent Radiol, 28: 518–520.

Hudon L, Belfort M A, Broome D R. Diagnosis and management of placenta percreta: A review. Obstet Gynecol Surv 1998; 53: 509–517.

Hung T H, Shau W Y, Hsieh C C, et al., 1999. Risk factors for placenta accreta. Obstet Gynecol, 93: 545–550.

Innes G, Rosen P, 1985. An unusual cause of abdominal pain and shock in pregnancy: Case report and review of the literature. J Emerg Med, 2: 361–366.

Iwata A, Murayama Y, Itakura A, et al., 2010. Limitations of internal iliac artery ligation for the reduction of intraoperative hemorrhage during cesarean hysterectomy in cases of placenta previa accreta. J Obstet Gynaecol Res., 36: 254–259.

Jackson N, Paterson-Brown S, 2001. Physical sequelae of caesarean section. Best Pract Res Clin Obstet Gynaecol, 15: 49–61.

Jacques S M, Qureshi F, Trent V S, et al., 1996. Placenta accreta: Mild cases diagnosed by placental examination. Int J Gynecol Pathol, 15: 28–33.

Jaffe R, DuBeshter B, Sherer D M, et al., 1994. Failure of methotrexate treatment for term placenta percreta. Am J Obstet Gynecol, 171: 558–559.

Karayalcın R, Ozcan S, Ozyer Ş, et al., 2011. Emergency peripartum hysterectomy. Arch Gynecol Obstet, 283: 723–727.

Katsumori T, Kasahara T, 2006. The size of gelatin sponge particles: Differences with preparation method. Cardiovasc Intervent Radiol, 29: 1077–1083.

Katzberg R W, McGahan J P, 2011. Science to practice: Will gadolinium-enhanced MR imaging be useful in assessment of at-risk pregnancies? Radiology, 258: 325–326.

Kay H H, Spritzer C E, 1991. Preliminary experience with magnetic resonance imaging in patients with third-trimester bleeding. Obstet Gynecol, 78(3 Pt 1): 424–429.

Kayem G, Anselem O, Schmitz T, et al., 2007. Conservative versus radical management in cases of placenta accreta: A historical study. J Gynecol Obstet Biol Reprod (Paris), 36: 680–687.［In French］.

Kayem G, Clement D, Goffinet F, 2007. Recurrence following conservative management of placenta accreta. Int J Gynaecol Obstet, 99(2): 142–143.

Kehrer F A, 1882. Uber ein modifiziertes Verfahren beim Kaiserschnitt. Arch Gynekol Bd, 19: 117.

Kelly H, 1894. Ligation of both internal iliac arteries for hemorrhage in hysterectomy for carcinoma uteri. Bull John Hopkins Hosp, 5: 53.

Kessack L K, Hawkins N, 2010. Severe hypotension related to cell salvaged blood transfusion in obstetrics. Anaesthesia, 65: 745–748.

Khong T Y, 2008. The pathology of placenta accreta, a worldwide epidemic. J Clin Pathol, 61: 1243–1246.

Khong T Y, Robertson W B, 1987. Placenta creta and placenta praevia creta. Placenta, 8: 399–409.

Khong T Y, Werger A C, 2001. Myometrial fibers in the placental basal plate can confirm but do not necessarily indicate clinical placenta accreta. Am J Clin Pathol, 116: 703–708.

Konijeti R, Rajfer J, Askari A, 2009. Placenta percreta and the urologist. Rev Urol, 11: 173–176.

Korusić A, Milavec D, Merc V, 2009. A patient with 16 liter blood loss during radical prostatectomy Acta Med Croatica, 63: 179–182.［In Croatian］.

Kupferminc M J, Tamura R K, Wigton T R, et al., 1993. Placenta accreta is associated with elevated maternal serum alphafetoprotein. Obstet Gynecol, 82: 266e9.

La Folie T, Vidal V, Mehanna M, et al., 2007. Results of endovascular treatment in cases of abnormal placentation with post-partum hemorrhage. J Obstet Gynaecol Res, 33: 624–630.

Lam G, Kuller J, McMahon M, 2002. Use of magnetic resonance imaging and ultrasound in the antenatal diagnosis of placenta accreta. J Soc Gynecol Investig, 9: 37–40.

Lee L C, Lin H H, Wang C W, et al., 1995. Successful conservative management of placenta percreta with rectal involvement in a primigravida. Acta Obstet Gynecol Scand, 74: 839–841.

Lee J H, Kim S H, Cho S H, et al., 2008. Laparoscopic surgery of ectopic gestational sac implanted in the cesarean section scar. Surg Laparosc Endosc Percutan Tech, 18: 479–482.

Lee P S, Bakelaar R, Fitpatrick C B, et al., 2008. Medical and surgical treatment of placenta percreta to optimize bladder preservation. Obstet Gynecol, 112(2 Pt 2): 421–424.

Lei C Z, Xiang Y, Ao G K, et al., 2007. Impact of uterine fibroid embolization with danazol alginate microsphere on ovarian function and subsequent pregnancy. Zhonghua Fu Chan Ke Za Zhi, 42: 701–704.［In Chinese］.

Letsky E A, 2001. Disseminated intravascular coagulation. Best Pract Res Clin Obstet Gynaecol, 15: 623–644.

Levine A B, Kuhlman K, Bonn J, 1999. Placenta accreta: Comparison of cases managed with and without pelvic artery balloon catheters. J Matern Fetal Med, 8: 173–176.

Levine D, Hulka C A, Ludmir J, et al., 1997. Placenta accreta: Evaluation with color

Doppler US, power Doppler US, and MR imaging. Radiology, 205: 773–776.

Li H, Guo H Y, Han J S, et al., 2011. Endoscopic treatment of ectopic pregnancy in a cesarean scar. J Minim Invasive Gynecol, 18: 31–35.

Lian F, Wang Y, Chen W, et al., 2012. Uterine artery embolization combined with local methotrexate and systemic methotrexate for treatment of cesarean scar pregnancy with different ultrasonographic pattern. Cardiovasc Intervent Radiol, 35: 286–291.

Liumbruno G M, Liumbruno C, Rafanelli D, 2011. Intraoperative cell salvage in obstetrics: Is it a real therapeutic option? Transfusion, 51: 2244–2256.

Lombaard H, Pattinson R C, 2009. Common errors and remedies in managing postpartum haemorrhage. Best Pract Res Clin Obstet Gynaecol, 23: 317–326.

Louage S, Van de Velde M, 2010. Cell salvage in obstetric anesthesia. Acta Anaesthesiol Belg, 61: 13–24.

Luo G, Perni S C, Jean-Pierre C, et al., 2005. Failure of conservative management of placenta previa-percreta. J Perinat Med, 33: 564–568.

Macchi V, Munari P F, Brizzi E, et al., 2003. Workshop in clinical anatomy for residents in gynecology and obstetrics. Clin Anat, 16: 440–447.

Maldjian C, Adam R, Pelosi M, et al., 1999. MRI appearance of placenta percreta and placenta accreta. Magn Reson Imaging, 17: 965–971.

Marcus S, Cheng E, Goff B, 1999. Extrauterine pregnancy resulting from early uterine rupture. Obstet Gynecol, 94: 804–805.

Martinelli T, Thony F, Declety P, et al., 2010. Intra-aortic balloon occlusion to salvage patients with lifethreatening hemorrhagic shocks from pelvic fractures. J Trauma, 68: 942–948.

Marcos H B, Semelka R C, 1997. Worawattanakul S Normal placenta: gadolinium-enhanced dynamic MR imaging. Radiology, 205: 493–496.

Masamoto H, Uehara H, Gibo M, et al., 2009. Elective use of aortic balloon occlusion in cesarean hysterectomy for placenta previa percreta. Gynecol Obstet Invest, 67: 92–95.

Mashiah N, Levit A, Sherer D M, et al., 1988. Two rare complications of simultaneously occurring placenta praevia and placenta percreta. Acta Obstet Gynecol Scand, 67: 655–657.

Masselli G, Brunelli R, Casciani E, et al., 2008. Magnetic resonance imaging in the evaluation of placental adhesive disorders: Correlation with color Doppler ultrasound. Eur Radiol, 18: 1292–1299.

Matsubara S, 2011. Bladder-opening technique for hysterectomy for placenta previa percreta. Arch Gynecol Obstet, 283: 1427–1428.

Mayer D C, Spielman F J, Bell E A, 2004. Antepartum and postpartum hemorrhage. In Chestnut D H (ed). Obstetric anesthesia: Principles and practice, ed.3. Amsterdam:

Elsevier, pp. 662−682.

Mayer H G, 1975. Collateral circulation in the small pelvis after ligation of both internal iliac arteries. Zentralbl Gynakol, 97: 688−691.

Maylard A E, 1907. Direction of abdominal incisions. Br Med J, 5: 895−901.

Mazouni C, Gorincour G, Juhan V, et al., 2007. Placenta accreta: A review of current advances in prenatal diagnosis. Placenta, 28: 599−603.

Mazouni C, Palacios-Jaraquemada J M, Deter R, et al., 2009. Differences in the management of suspected cases of placenta accreta in France and Argentina. Int J Gynaecol Obstet, 107: 1−3.

Meeks G R, 1996. Clinical anatomy of incisions. In Mann W J, Stovall T G, eds. Gynecologic surgery. San Francisco: Churchill Livingstone, pp. 121−168.

Merz W, Van de Vondel P, Strunk H, et al., 2009. Diagnosis, treatment and application of color Doppler in conservative management of abnormally adherent placenta. Ultraschall Med, 30: 571−576.

Miller D A, Chollet J A, Goodwin T M, 1997. Clinical risk factors for placenta previa/ placenta accreta. Am J Obstet Gynecol, 177: 210−214.

Miura K, Miura S, Yamasaki K, et al., 2008. Increased level of cell-free placental mRNA in a subgroup of placenta previa that needs hysterectomy. Prenat Diagn, 28: 805−809.

Morel O, Desfeux P, Fargeaudou Y, et al., 2009. Uterine conservation despite severe sepsis in a case of placenta accreta first treated conservatively: 3-month delayed successful removal of the placenta. Fertil Steril, 91: 1957.e5−e9.

Morgan M, Atalla R, 2009. Mifepristone and misoprostol for the management of placenta accreta — a new alternative approach. BJOG, 116: 1002−1003.

Most O L, Singer T, Buterman I, et al., 2008. Postpartum management of placenta previa accreta left in situ: Role of 3-dimensional angiography. J Ultrasound Med, 27: 1375−1380.

Muhler M R, Clement O, Salomon L J, et al., 2011. Maternofetal pharmacokinetics of a gadolinium chelate contrast agent in mice. Radiology, 258: 455−460.

Munro-Kerr J M, 1926. The technique of cesarean section, with special reference to the lower uterine segment incision. Am J Obstet Gynecol, 12: 729−734.

Murata H, Hara T, Sumikawa K, 2009. Anesthesia for cesarean hysterectomy in a parturient with placenta accreta. Masui, 58: 903−906.

Mussalli G M, Shah J, Berck D J, et al., 2000. Placenta accreta and methotrexate therapy: Three case reports. J Perinatol, 20: 331−334.

Nanjundan P, Rohilla M, Raveendran A, et al., 2011. Aneurysm can also follow ligation of the artery, and in the unruptured state, color Doppler US is a useful screening tool for this Clin Imaging Sci, 1: 14.

Neas J F. Blood vessels and circulation embryology atlas. Chapter 13: Cardiovascular system: Development of vessels and circulation. Angiogenesis and development of primitive vascular system. http: //wps.aw.com/bc_martini_eap_3/ 6/1775/454436.cw/ index. html［Retrieved May 13, 2011］.

Nitabuch R, 1887. Beitrage zur Kenntniss der menschlichen Placenta. Bern, Stampfli'sche Buchdruckerei.

Ohta S, Nitta N, Takahashi M, et al., 2007. Degradable gelatin microspheres as an embolic agent: An experimental study in a rabbit renal model. Korean J Radiol, 8: 418−428.

Ophir E, Tendler R, Odeh M, et al., 1999. Creatine kinase as a biochemical marker in diagnosis of placenta increta and percreta. Am J Obstet Gynecol, 180: 1039e40.

Oyelese Y, Smulian J C, 2006. Placenta previa, placenta accreta, and vasa previa. Obstet Gynecol, 107: 927−941.

Palacios-Jaraquemada J M, 1997. Anatomy study of arterial circulation of the pelvis. Surgical considerations. Doctorate Thesis［In Spanish］. School of Medicine, University of Buenos Aires, Argentina.

Palacios-Jaraquemada J M, 2011. Efficacy of surgical techniques to control obstetric hemorrhage: Analysis of 539 cases. Acta Obstet Gynecol Scand, 90: 1036−1042.

Palacios-Jaraquemada J M, Bruno C, 2000. Gadolinium-enhanced MR imaging in the differential diagnosis of placenta accreta and placenta percreta. Radiology, 216: 610−611.

Palacios-Jaraquemada J M, Bruno C H, 2005. Magnetic resonance imaging in 300 cases of placenta accreta: surgical correlation of new findings. Acta Obstet Gynecol Scand, 84: 716−724.

Palacios-Jaraquemada J M, Bruno C H, Clavelli W A, 2007. Morbid adherent placenta: Prediction, diagnosis and management. Fetal and Maternal Medicine Review, 18: 357−381.

Palacios-Jaraquemada J M, Fiorillo A, 2010. Conservative approach in heavy postpartum hemorrhage associated with coagulopathy. Acta Obstet Gynecol Scand, 89: 1222−1225.

Palacios-Jaraquemada J M, Fiorillo A, 2009. Conservative therapy in placenta accreta: Unexpected problems after drug-induced uterine contractions. BJOG, 116: 1821.

Palacios-Jaraquemada J M, Garcia Monaco R, Barbosa NE, et al., 2007. Lower uterine blood supply: Extrauterine anastomotic system and its application in surgical devascularization techniques. Acta Obstet Gynecol Scand, 86: 228−234.

Palacios-Jaraquemada J M, Pesaresi M, Nassif J C, et al., 2004. Anterior placenta percreta: Surgical approach, hemostasis and uterine repair. Acta Obstet Gynecol Scand, 83: 738−744.

Palacios-Jaraquemada J M, Pesaresi M, Nassif J C, et al. Aortic cross-clamping in obstetrics. http: //www. obgyn. net/displayarticle.asp? page=/english/pubs/ features/

POV-aortic_cross (On line) Obgyn. net ［ Retrieved May 07, 2011 ］.

Paraskevas G, Papaziogas B, Gigis J, et al., 2004. The persistence of the sciatic artery. Folia Morphol (Warsz), 63: 515–518.

Park J K, Shin T B, Baek J C, et al., 2011. Failure of uterine artery embolization for controlling postpartum hemorrhage. J Obstet Gynaecol Res, 37: 971–978.

Parva M, Chamchad D, Keegan J, et al., 2010. Placenta percreta with invasion of the bladder wall: Management with a multi-disciplinary approach. J Clin Anesth, 22: 209–212.

Pasto M E, Kurtz A B, Rifkin MD, et al., 1983. Ultrasonographic findings in placenta increta. J Ultrasound Med 1983; 2: 155–159.

Paull J D, Smith J, Williams L, et al., 1995. Balloon occlusion of the abdominal aorta during desarian hysterectomy for placenta percreta. Anaesth Intens Care, 23: 731–734.

Peacock L, Clark V, 2011. Cell Salvage in obstetrics: a review of data from the 2007 Scottish Confidential Audit of Severe Maternal Morbidity. Int J Obstet Anesth, 20: 196–198.

Pearl M L, Escamilla G, Karpel B M, et al., 1996. Conservative management of placenta percreta with involvement of the ileum. Arch Gynecol Obstet, 258: 147–150.

Pelosi M A 3rd, Pelosi M A, 1999. Modified cesarean hysterectomy for placenta previa percreta with bladder invasion: Retrovesical lower uterine segment bypass. Obstet Gynecol, 93(5 Pt 2): 830–833.

Pereira A, Nunes F, Pedroso S, et al., 2005. Compressive uterine sutures to treat postpartum bleeding secondary to uterine atony. Obstet Gynecol, 106: 569–572.

Petitti D, Olson R O, Williams R L, 1979. Cesarean section in California — 1960 through 1975. Am J Obstet Gynecol, 133: 391–397.

Pijnenborg R, Vercruysse L, 2008. Shifting concepts of the fetal-maternal interface: A historical perspective. Placenta, 29(Suppl A): S20–S25.

Pollio F, Staibano S, Mascolo M, et al., 2006. Uterine dehiscence in term pregnant patients with one previous cesarean delivery: growth factor immunoexpression and collagen content in the scarred lower uterine segment. Am J Obstet Gynecol, 194: 527–534.

Porcu G, Roger V, Jacquier A, et al., 2005. Uterus and bladder necrosis after uterine artery embolisation for postpartum haemorrhage. BJOG, 112: 122–123.

Porro E, 1876. Della amputazione utero-ovarica come complemento di taglio cesareo. Ann Univ Med Chir (Milan), 237: 289–350.

Provansal M, Courbiere B, Agostini A, et al., 2010. Fertility and obstetric outcome after conservative management of placenta accreta. Int J Gynaecol Obstet, 109: 147–150.

Raba G, 2009. Internal iliac artery aneurysm after ligation for obstetric hemorrhage. Int J Gynaecol Obstet, 107: 249–250.

Rao M S, Rao K M, Vaidyanathan S, et al., 1978. Massive venous hemorrhage after bilateral internal iliac artery ligation following retropubic prostatectomy. Eur Urol, 4: 465–467.

Razavi M K, Wolanske K A, Hwang G L, et al., 2002. Angiographic classification of ovarian artery to uterine artery anastomoses: Initial observations in uterine fibroid embolization. Radiology, 224: 707–712.

Ridgway L E, 1995. Puerperal emergency. Vaginal and vulvar hematomas. Obstet Gynecol Clin North Am, 22: 275–282.

Riggs J C, Jahshan A, Schiavello H J, 2000. Alternative conservative management of placenta accreta. A case report. Reprod Med, 45: 595–598.

Riley D P, Burgess R W, 1994. External abdominal aortic compression: A study of a resuscitation manoeuvre for postpartum haemorrhage. Anaesth Intensive Care, 22: 571–575.

Robinson B K, Grobman W A, 2010. Effectiveness of timing strategies for delivery of individuals with placenta previa and accreta. Obstet Gynecol, 116: 835–842.

Rosen T, 2008. Placenta accreta and cesarean scar pregnancy: Overlooked costs of the rising cesarean section rate. Clin Perinatol, 35: 519–529.

Rotas M A, Shoshana H, Levgur, 2006. Cesarean scar ectopic pregnancies: Etiology, diagnosis and management. Obstet Gynecol, 107: 1373–1381.

Sanger M, 1882. Der Kaiserschnitt. Zur Rehabilitierung des classichen Kaiserchnittes. Arch Gynak, 19: 370.

Saraiya P B, Chang T C, Pelage J P, et al., 2002. Uterine artery replacement by the round ligament artery: An anatomic variant discovered during uterine artery embolization for leiomyomata J Vasc Interv Radiol, 13: 939–941.

Schnorr J A, Singer J S, Udoff E J, et al., 1999. Late uterine wedge resection of placenta increta. Obstet Gynecol, 94(5 Pt 2): 823–825.

Searle E, Pavord S, Alfirevic Z, 2008. Recombinant factor VIIa and other pro-haemostatic therapies in primary postpartum haemorrhage. Best Pract Res Clin Obstet Gynaecol, 22: 1075–1088.

Seow K M, Huang L W, Lin Y H, et al., 2004. Cesarean scar pregnancy: Issues in management. Ultrasound Obstet Gynecol, 23: 247–253.

Sentilhes L, Kayem G, Ambroselli C, et al., 2010. Fertility and pregnancy outcomes following conservative treatment for placenta accreta. Hum Reprod, 25: 2803–2810.

Sewell M F, Rosenblum D, Ehrenberg H, 2006. Arterial embolus during common iliac balloon catheterization at cesarean hysterectomy. Obstet Gynecol, 108(3 Pt 2): 746–748.

Shawish F M, Hammad F T, Kazim E M, 2007. Placenta percreta with bladder invasion. A plea for multidisciplinary approach. Saudi Med J, 28: 139–141.

Shih J C, Liu K L, Shyu M K, 2005. Temporary balloon occlusion of the common iliac artery: new approach to bleeding control during cesarean hysterectomy for placenta percreta. Am J Obstet Gynecol, 193: 1756−1758.

Shih J C, Cheng W F, Shyu M K, et al., 2002. Power Doppler evidence of placenta accrete appearing in the first trimester. Ultrasound Obstet Gynecol, 19: 623−625.

Shih J C, Palacios-Jaraquemada J M, Su Y N, et al., 2009. Role of three-dimensional power Doppler in the antenatal diagnosis of placenta accreta: comparison with gray-scale and color Doppler techniques. Ultrasound Obstet Gynecol, 33: 193−203.

Siegel P, Mengert W F, 1961. Internal iliac artery ligation in obstetrics and gynecology. JAMA, 178: 1059−1062.

Silver R M, Landon M B, Rouse D J, et al., 2006. National Institute of Child Health and Human Development Maternal-Fetal Medicine Units Network. Maternal morbidity associated with multiple repeat cesarean deliveries. Obstet Gynecol, 107: 1226−1232.

Simonazzi G, Farina A, Curti A, et al., 2011. Higher circulating mRNA levels of placental specific genes in a patient with placenta accreta. Prenat Diagn, 31: 827−829.

Simsek T, Saruhan Z, Karaveli S, 2010. Placenta percreta: Conservative treatment-segmental uterine resection with placenta in one piece. J Obstet Gynecol, 30: 735−736.

Smith J, Mousa H A, 2007. Peripartum hysterectomy for primary postpartum haemorrhage: Incidence and maternal morbidity. J Obstet Gynaecol, 27: 44−47.

Snegovskikh D, Clebone A, Norwitz E, 2011. Anesthetic management of patients with placenta accrete and resuscitation strategies for associated massive hemorrhage. Curr Opin Anaesthesiol, 24: 274−281.

Sniderman K W, Sos T A, Alonso D R, 1981. Transcatheter embolisation with Gelfoam and Avitene: The effect of Sotradecol on the duration of arterial occlusion. Invest Radiol, 16: 501−507.

Solheim K N, Esakoff T F, Little S E, et al., 2011. The effect of cesarean delivery rates on the future incidence of placenta previa, placenta accreta, and maternal mortality. J Matern Fetal Neonatal Med, 24: 1341−1346.

Soltan M H, Faragallah M F, Mosabah M H, et al., 2009. External aortic compression device: The first aid for postpartum hemorrhage control. J Obstet Gynaecol Res, 35: 453−458.

Sone M, Osuga K, Shimazu K, et al., 2010. Porous gelatin particles for uterine artery embolization: An experimental study of intra-arterial distribution, uterine necrosis, and inflammation in a porcine model. Cardiovasc Intervent Radiol, 33: 1001−1008.

Soyer P, Boudiaf M, Jacob D, et al., 2005. Bilateral persistent sciatic artery: A potential risk in pelvic arterial embolization for primary postpartum hemorrhage. Acta Obstet Gynecol Scand，84: 604−605.

Soyer P, Morel O, Fargeaudou Y, et al., Aug 11, 2010. Value of pelvic embolization in the management of severe postpartum hemorrhage due to placenta accreta, increta or percreta. Eur J Radiol [Epub ahead of print].

Spies J B, Sacks D, 2004. Credentials for uterine artery embolization. J Vasc Interv Radiol, 15(2 Pt 1): 111-113.

Spiess K, Teodoro W R, Zorn T M, 2007. Distribution of collagen types I, III, and V in pregnant mouse endometrium. Connect Tissue Res, 48: 99-108.

Standring S, 2008. Gray's anatomy. CD Book, ed. 4. Chapter 75: Bladder, prostate and urethra. Edinburgh: Churchill Livingstone.

Stanek J, Drummond Z, 2007. Occult placenta accreta: The missing link in the diagnosis of abnormal placentation. Pediatr Dev Pathol, 10: 266-273.

Sumawong V, Nondasuta A, Thanapath S, et al., 1966. A review of the literature and a summary of 10 cases. Obstet Gynecol, 27: 511-516.

Tadesse W, Farah N, Hogan J, et al., 2011. Peripartum hysterectomy in the first decade of the 21st century. J Obstet Gynaecol, 31: 320-321.

Tang X, Guo W, Yang R, et al., 2010. Use of aortic balloon occlusion to decrease blood loss during sacral tumor resection. J Bone Joint Surg Am, 92: 1747-1753.

Tantbirojn P, Crum C P, Parast M M, 2008. Pathophysiology of placenta creta: The role of decidua and extravillous trophoblast. Placenta, 29: 639-645.

Teo S B, Kanagalingam D, Tan H K, et al., 2008. Massive postpartum haemorrhage after uterusconserving surgery in placenta percreta: The danger of the partial placenta percreta. BJOG, 115: 789-792.

Teo T H, Law Y M, Tay K H, et al., 2009. Use of magnetic resonance imaging in evaluation of placental invasion. Clin Radiol. 2009; 64: 511-516.

Tessnow A H, Wilson J D, 2010. The changing face of Sheehan's syndrome. Am J Med Sci, 340: 402-406.

Thorp J M Jr, Councell R B, Sandridge D A, et al., 1992. Antepartum diagnosis of placenta previa percreta by magnetic resonance imaging. Obstet Gynecol, 80(3 Pt 2): 506-508.

Timmermans S, van Hof A C, Duvekot J J, 2007. Conservative management of abnormally invasive placentation. Obstet Gynecol Surv, 62: 529-539.

Timor Tritsch I E. Yunis R A, 1993. Confirming the safety of transvaginal sonography in patients suspected placenta previa. Obstet Gynecol, 81: 742.

Torreblanca Neve E, Merchan Escalante G, Walter Tordecillas M A, et al., 1993. Ligation of the hypogastric arteries. Analysis of 4000 cases. Ginecol Obstet Mex, 61: 242-246. [In Spanish].

Touboul C, Badiou W, Saada J, et al., 2008. Efficacy of selective arterial embolisation for the treatment of life-threatening post-partum haemorrhage in a large population.

PLoS One, 3: e3819. Epub 2008 Nov 26.

Tropeano G, Litwicka K, Di Stasi C, et al., 2003. Permanent amenorrhea associated with endometrial atrophy after uterine artery embolization for symptomatic uterine fibroids. Fertil Steril, 79: 132-135.

Tseng J J, Chou M M, Hsieh Y T, et al., 2006. Differential expression of vascular endothelial growth factor, placenta growth factor and their receptors in placentae from pregnancies complicated by placenta accreta. Placenta, 27: 70-78.

Tseng J J, Ho J Y, Wen M C, et al., 2011. Uterine necrosis associated with acute suppurative myometritis after angiographic selective embolization for refractory postpartum hemorrhage. Am J Obstet Gynecol, 204: e4-e6.

Ungar L, Palfalvi L, Hogg R, et al., 2005. Abdominal radical trachelectomy: A fertility preserving option for women with early cervical cancer. BJOG, 112: 366-369.

Usta I M, Hobeika E M, Musa A A, et al., 2005. Placenta previa-accreta: Risk factors and complications. Am J Obstet Gynecol, 193: 1045-1049.

Van Hooft I M, Zeebregts C J, van Sterkenburg S M, et al., 2009. The persistent sciatic artery. Eur J Vasc Endovasc Surg, 37: 585-591.

Varras M, Krivis Ch, Plis Ch, et al., 2010. Emergency obstetric hysterectomy at two tertiary centers: A clinical analysis of 11 years experience. Clin Exp Obstet Gynecol, 37: 117-119.

Vlahos L, Benakis V, Dimakakos P, et al., 1980. A comparative study of the degree of arterial recanalization in kidneys of dogs following transcatheter embolization with eight different materials. Eur Urol, 6: 180-185.

Wang J H, Xu K H, Lin J, et al., 2009. Methotrexate therapy for cesarean section scar pregnancy with and without suction curettage. Fertil Steril, 92: 1208-1213.

Wang M Q, Liu F Y, Duan F, et al., 2009. Ovarian artery embolization supplementing hypogastric-uterine artery embolization for control of severe postpartum hemorrhage: Report of eight cases. J Vasc Interv Radiol, 20: 971-976.

Wang P H, Chao H T, Yuan C C et al., 1998. Placenta previa accreta with cervical involvement causing tenacious postpartum hemorrhage: A case report. Zhonghua Yi Xue Za Zhi (Taipei), 61: 116-120.

Ward C R, 2003. Avoiding an incision through the anterior previa at cesarean delivery. Obstet Gynecol, 102: 552-554.

Warschak C R, Eskander R, Hull A D, et al., 2006. Accuracy of ultrasonography and magnetic resonance imaging in the diagnosis of placenta accreta. Obstet Gynecol, 108(3 Pt 1): 573-581.

Warshak C R, Ramos G A, Eskander R, et al., 2010. Effect of predelivery diagnosis in 99 consecutive cases of placenta accreta. Obstet Gynecol, 115: 65-69.

Washecka R, Behling A, 2002. Urologic complications of placenta percreta invading the urinary bladder: A case report and review of the literature. Hawaii Med J, 61: 66–69.

Waters E G, 1952. Surgical management of postpartum hemorrhage with particular reference to ligation of uterine arteries. Am J Obstet Gynecol, 64: 1143–1148.

Wax J R, Pinette M G, Cartin A, et al., 2004. Gravid uterus exteriorization at cesarean delivery for prenatally diagnosed placenta previa-accreta. Am J Perinatol, 21: 311–313.

Wen J, Wang X H, Guo Y, et al., 2006. Evaluation of clinical effect of hysterectomy preserving the uterine artery. Zhonghua Fu Chan Ke Za Zhi, 41: 745–748.

White C A, Robb L, Salamonsen L A, 2004. Uterine extracellular matrix components are altered during defective decidualization in interleukin-11 receptor alpha deficient mice. Reprod Biol Endocrinol, 2: 76.

Wi J Y, Kim H C, Chung J W, et al., 2009. Importance of angiographic visualization of round ligament arteries in women evaluated for intractable vaginal bleeding after uterine artery embolization. J Vasc Interv Radiol, 20: 1031–1035.

Woodring T C, Klauser C K, Bofill J A, et al., 2011. Prediction of placenta accreta by ultrasonography and color Doppler imaging. J Matern Fetal Neonatal Med, 24: 118–121.

Wu S, Kocherginsky M, Hibbard J U, 2005. Abnormal placentation: Twenty year analysis. Am J Obstet Gynecol, 192: 1458–1461.

Xiangying H, Lili H, Yifu S, 2006. The effect of hysterectomy on ovarian blood supply and endocrine function. Climacteric, 9: 283–289.

Yang J H, Shih J C, Liu K L, et al., 2007. Combined treatment with temporary intraoperative balloon occlusion of common iliac arteries and hysteroscopic endocervical resection with postoperative cervical balloon for intractable cervical pregnancy in an infertile woman. Fertil Steril, 88: 1438.e11–e13. Epub 2007 Jul 31.

Yildirim Y, Gultekin E, Kocyigit A, et al., 2009. Color Doppler analysis of pelvic arteries following bilateral internal iliac artery ligation for severe postpartum hemorrhage. Int J Gynaecol Obstet, 104: 22–24.

Zanati J, Resch B, Roman H, et al., 2010. Buttock necrosis after subtotal hysterectomy, bilateral internal iliac arteries ligature and pelvic embolization for control of severe post-partum haemorrhage. J Gynecol Obstet Biol Reprod (Paris), 39: 57–60. [In French].

Zelop C, Nadel A, Frigoletto Jr FD, et al., 1992. Placenta accreta/percreta/ increta: A cause of elevated maternal serum alpha-fetoprotein. Obstet Gynecol, 80: 693e4.

Zepiridis L, Zafrakas M, Theodoridis T D, et al., 2009. Human placental lactogen and color Doppler in predicting expulsion of retained adherent placenta: A new clinical observation. Arch Gynecol Obstet, 280: 1041–1044.

Zwart J J, van Huisseling H C, Schuttevaer H M, et al., 2007. Nearly fatal uterine rupture during manual removal of the placenta: A case report. J Reprod Med, 52: 974–976.

致译者的一封信（代后记）

亲爱的中国同道：

听到方超英、唐雅兵和游一平为中国妇产科医生翻译了我的《胎盘植入》一书，感到非常高兴。

胎盘植入主要与多次剖宫产有关。且近年发现，它和第一次剖宫产手术也有关联，所以需要我们去思考与之相关的其他原因。全世界的很多学者都在尝试寻找答案，因而对症下药，防止出现胎盘植入的不良后果。

最近有研究证明，在经历长时间阴道试产后进行剖宫产手术的患者，再次妊娠容易导致自发性子宫破裂。其后的分析又论证了在这些组织中缺乏神经肽及生长因子前体，无神经支配。由于这种不适当的愈合过程，当缝线吸收后，剖宫产的瘢痕愈合遗留缺陷。在人类和哺乳动物中的研究已经证明，这种瘢痕愈合不良会导致子宫蜕膜化受干扰，以致胎盘与子宫间的正常连接被破坏。

虽然超声能够很好地明确诊断，但是全世界很多国家都缺乏诊断经验，有很多胎盘植入是在手术室被发现的。这也是许多会议讨论的关键内容，其中一项有用的建议是，对已知存在危险因素的患者进行剖宫产瘢痕的筛查；然后，由专家来明确诊断，通过胎盘磁共振成像得到胎盘侵入的结构图。在这方面，超声的诊断能力几乎和磁共振成像一样。但是，胎盘磁共振成像提供了关于凶险性胎盘植入的关键信息，如宫旁组织、膀胱后三角和子宫后方的情况。

知道了什么能做、什么不能做，可以降低此类疾病的高发病率和死亡率。最近，我们发明了一种新的手术分类方法，用以评判此类手术风险。做过胎盘植入手术的医生都知道，并不是所有的手术情况都是一模一样的。

我真心希望您能仔细花时间阅读这本书,里面包括了许多的手术细节,它肯定能提高您的技巧以及对此疾病的认识,望您能喜欢它。

何塞·米格尔·帕拉西奥斯–哈拉克马达